焦虑症的自救

The Latest Help For Your Nerves

演讲访谈篇

[澳] 克莱尔 · 威克斯 (Claire Weekes) 著 赵妍 译

广西科学技术出版社

著作权合同登记号　桂图登字：20-2017-259号

图书在版编目（CIP）数据

焦虑症的自救. 演讲访谈篇 / (澳) 克莱尔·威克斯(Claire Weekes) 著；赵妍译. —南宁：广西科学技术出版社，2020.12（2023.2重印）

ISBN 978-7-5551-1408-6

Ⅰ.①焦… Ⅱ.①克… ②赵… Ⅲ.①焦虑—防治—通俗读物 Ⅳ.①R749.7-49

中国版本图书馆CIP数据核字（2020）第176618号

JIAOLÜZHENG DE ZIJIU YANJIANG FANGTAN PIAN

焦虑症的自救 演讲访谈篇

[澳]克莱尔·威克斯(Claire Weekes)　著　　赵妍　译

策划编辑：冯　兰　　责任编辑：蒋　伟　冯　兰

版权编辑：尹维娜　　责任校对：张思雯

装帧设计：古涧千溪　　责任印制：高定军

出 版 人：卢培钊　　出版发行：广西科学技术出版社

社　　址：广西南宁市东葛路66号　　邮政编码：530023

电　　话：010-58263266-804（北京）　0771-5845660（南宁）

传　　真：0771-5878485（南宁）

网　　址：http://www.ygxm.cn　　在线阅读：http://www.ygxm.cn

经　　销：全国各地新华书店

印　　刷：北京中科印刷有限公司　　邮政编码：101118

地　　址：北京市通州区宋庄工业区1号楼101号

开　　本：880mm × 1240mm　1/32

字　　数：90千字　　印　　张：6.25

版　　次：2020年12月第1版　　印　　次：2023年2月第9次印刷

书　　号：ISBN 978-7-5551-1408-6

定　　价：49.00元

Contents

目录

第一章

写在前面

我于 1963 年从医院退休，在退休之后的 26 年里，一共写了 4 本关于神经症的书，很荣幸它们全都畅销海内外。

在退休前我是一名内科医生，与外科医生和心理医生不同，我主要诊断内科疾病。但是，有时候医院也会要求内科医生来治疗某些神经症，所以我们内科医生很有必要懂得一些神经症的知识，至少应该知道要将病人转介到何处。

多年以来，有许多神经症患者来找我就诊，其中不乏长期由传统的精神科医生治疗，但成效甚微，依旧深受病痛折磨的患者朋友。看到还有这么多患者经过传统疗法治疗仍旧没有恢复健康之后，我开始怀疑当时那种疗法——弗洛伊德精神分析治疗法的有效性。

弗洛伊德精神分析治疗法往往需要花好几周、好几个月，甚至是好几年的时间来调查患者潜意识里存在的一些病因。不只是焦虑症患者，包括带有轻微焦虑情绪的患者都必须经历这一漫长的过程。并且在这种疗法中，“治愈”这个词基本不会出现，人们甚至会故意避免说出这样的字眼。

神经症（这里专指焦虑症）的病症包括无来由的紧张担心、坐立不安、心悸、疲劳、手抖、吞咽困难，以及呼吸困难等。由于长期遭受病痛的折磨，患者来求医的目的就是希望尽快得到解脱。你能想象患者在听到必须经历一个漫长的过程，才有可能找到潜在病因之后的心情吗？

对此情况我深感忧虑，所以我最后找出了一种方法，不仅可以使患者尽快脱离病痛的苦海，而且是一套很实用的康复计划。这套计划甚至可以“治愈”患者。（这里适用于焦虑症患者，之前也提到过。）

焦虑症患者多多少少都会感到持续的焦虑、惊恐，尤其是对由自己“过度敏感”的神经引起的种种症状担惊受怕。最初的紧张是生活中的某些压力导致的，但是我发现许多患者到后期不再关心造成他们压力的最初的原因，反而更在意自己当下所处的状态（也就是当下的“恐慌感”），特别担心“接下来会怎样”。这其实就是他们急于得到解脱的原因。

继续下去，有的患者甚至会患广场恐惧症（恐旷症）。也就是说，一旦走出家门，他们就会感到莫名的恐惧，尤其是在拥挤的地方更为明显：只要是在他们认为自己无法快速逃离或者获救的地方，他们就会感到极度恐惧。包括在旅途中也会有这种情况，特别是当坐在不是自己驾驶、无法控制走或停的车辆里时。

一直以来我都不刻意避免说“治愈”二字，因为我对“治愈”有自己的理解——“治愈”并不是指患者康复以后再也不会感到任何的紧张。我的意思是说，神经症的那些症状不过是由一些压力造成的。人生在世，谁不会有一点压力呢？生活中有压力是很正常的。因为我研究出一套让患者战胜病魔的可行性方法，所以患者自此不再被病魔的鬼脸所迷惑，也不再感到恐惧。

我的这套方法最基本的原则就是要让患者学会自我治疗。让患者在经历病痛的火海，并最终从中爬出来的过程中产生一种自信，时刻在内心告诉自己："我是可以战胜病魔的。"

与之前提到过的 4 本书不同，本书的内容主要包括过去 6 年以来，我公开发表的采访和谈话。

曾经有位患者对我说："您为什么不把您在节目中的谈话写下来呢？这样您就不用次次都要给我们详细解说了。"于是我就照做了，这本书由此诞生。

我的第一本关于焦虑症的书（叫作《焦虑症的自救：从神经系统角度出发治愈焦虑症》）出版于 1962 年，并且一夜成名，广受读者欢迎。自那以后，我不管是在广播电台还是在电视节目中发言，听众几乎都反映其病痛有明显的减轻，而且不分国界。直到 1989 年，我的方法与理论已经被众多医生及治疗师广泛接受、使用，世界范围内的焦虑症患者朋友们也因此而受益。如今医学界基本已经摒弃了那种需要漫长时日来观察治疗的方法。

第二章

1983年，于BBC（英国广播公司）电视节目接受的6次访谈

1983年，我受邀去BBC电视节目《圆石磨坊》做客。这套节目每天午间从伯明翰向整个不列颠群岛播送，我当时做了6期访谈，每周播1次。

这年我已经80岁了。这次访谈也给我提供了一个机会，让我回顾过去40年来在神经症方面所做的工作，尤其是在过去的20年里，当我专注于帮助神经紧张患者时所做的工作。

尽管我当时已经进入耄耋之年，记忆力大大衰退，但

是我还是无法拒绝去BBC接受访谈，以便向整个不列颠群岛的人们详细又简明地讲述我的整个医学职业生涯的机会。当时，BBC有一位名叫弗兰·格罗夫斯的访谈类节目制作人，他劝我不要在乎记忆力衰退，也是他说服我做这些访谈的。但是我对自己的记忆力没有信心，毕竟我都80岁了。虽然我对自己过去40年来的经历如数家珍，但是我很害怕自己一上场就忘记了。我很害怕自己连上一秒刚刚说过的话都能忘记！只是想到在朋友面前出现这种情况都够难堪的，更不用说在不列颠群岛所有人面前了。

所以，我给自己准备了预防措施。做节目的这6周以来，每次走在伦敦的大街上，我都会一遍又一遍地边打手势边背诵待会儿我要讲的内容，以确保我不会在公众面前出任何差错。

我会把每一次讲话的主题都归纳在一张大的卡片上，最后我对这些卡片熟悉到了这样一种地步：只要一看到卡片的样子，我就能够想起来这张卡片上所写的内容。我的预防措施效果很不错。

这6期节目已经录制成录像带，并且BBC把世界版权给了我。

采访我的主持人是玛丽安·福斯特，她来自英格兰东北部的泰恩赛德。她的采访风格十分明晰、有条有理，很受观众欢迎。在这里我再次向玛丽安表示感谢。

同时面对电视观众接受采访的还有我以前的一位患者——安妮。面对几百万的患者确实需要很大的勇气，但是安妮十分渴望能够帮助广大患者恢复健康，她把患者朋友的痛苦看得要比个人享受重要得多，所以她愿意和我一起出镜，面对电视观众。她简洁又诚恳地讲述了自己的病痛经历，这对成千上万的患者朋友是一种莫大的帮助，我在这里也对安妮表示真诚的谢意。

我想，这6次访谈节目本可以在这本书中随意提起，不需要这么隆重地介绍，但是我并没有那么做。因为向读者朋友们分享这6次采访，能够给大家带来些许帮助，是我一生的荣耀。

访谈一　致病范式

玛丽安·福斯特（以下简称玛丽安）：（开场白）在全世界，每天都有成千上万的人遭受神经症的折磨。这种折磨主要表现为对“正常生活”的无力感，更有甚者，由于家人试图应对患者伴随焦虑症而来的大量令人困惑的症状，所以焦虑症在摧毁患者本人的同时，也摧毁了患者的家庭。

许多神经症患者的家庭长年累月地遭受上述痛苦的折磨，直到他们遇见一位享誉世界的治疗神经症的医生——克莱尔·威克斯，才从病痛中走出来。威克斯医生以她对神经症病因的独特见解，以及制订出的简单可行又十分有效的康复计划，通过书籍和磁带，已经帮助全世界的无数患者重获健康。她指出，患者常常过于担心“当下的状态”，也就是症状本身，却对导致疾病的最初的原因不甚重视，而这也正是他们久久不能得到解脱的原因。

过去几年里，我曾就威克斯医生在治疗神经症方面所做的工作，多次对她进行了采访。在这里我们把威克斯医生的金玉良言进行汇编，呈现给大家。其中包括威克斯医生治疗焦虑症、抑郁症、强迫症以及恐惧症的见解。

首先，我们来介绍一下在场的这位患者朋友安妮，她的病症形成过程简单又典型——从轻微的焦虑演变为了后来的深度焦虑症。

患者安妮：强迫症不像恐惧症，是很难摆脱的，不管你是待在家里还是出去，症状都得不到减轻。比如，广场恐惧症患者可以通过放松自己，不去与症状抗争，得到稍许的缓解，但是强迫症患者却不能。因为它永远在你头脑中，挥之不去。不管你去哪儿——是待在家里睡觉，还是外出工作——强迫症都在你脑子里深深扎根。它会一直影响你，就算你觉得自己快撑不住了，它还是会继续，永不停止。它占据了你的整个生活，甚至会毁掉你的人生。

玛丽安：安妮是克莱尔·威克斯医生治愈的众多神经症患者中的一位。下面，请威克斯医生谈谈自己当初为何会对神经症感兴趣。

克莱尔·威克斯医生（以下简称威克斯医生）**：**首先，我以前是一名内科医生，只是一名很普通的医生而已。我很喜欢与人交往，另外，我后来还认识到，作为一名医生不仅要救死扶伤，更重要的是要尽全力帮助人们快速地找回内心的安宁，获得一种平和的心境。如果一位病人从你这里就诊完毕，临走时是怀着一种平和的心境，那么作为医生，你已经成功了一半。所以，我慢慢地也就成了一名被人认可的治疗神经症的医生。

玛丽安：请问您的著作以及康复计划都是自己在从医过程中总结出来的呢，还是说您和精神科医生一样接受过某些特殊训练？

威克斯医生：在医学学习过程中，我和大家一样，都接受了一些心理医生方面的基本训练。但后来因为我自己经历了一段时期的神经疲劳状态，尤其是我凭借自己的努力摆脱了这种疾病，我从中悟出了很多。所以我深知神经疲劳或者神经症患者的痛苦，也谙熟如何通过自身的努力摆脱疾病。你也知道，我是从 37 岁开始学习医学的，在这之前我学的是科学，所以与那些从 19 岁就开始学习医学的人相比，我的态度更加成熟。我喜欢和人交往，喜欢了解他人，我觉得这种种原因致使我最终选择了医生这个职业。而且我并不是那种只看头痛脑热等一些常见病的医生，而是一个能全方位地照顾患者，包括他们任何精神上的不适的医生。

玛丽安：所以，您给患者提出的治疗建议和普通精神科医生给出的建议有什么不同之处呢？您有什么独特的治疗方法？或者说，您的方法有什么特殊之处？

威克斯医生：是有些不同……其实，在我第一本书出版之后，悉尼的一位精神科医生（我当时也在悉尼工作）曾评价我的书是“朴素的哲学”，我觉得他的意思其实是，书中全是我的肺腑之言，都是常识性的道理。而且我把我的理论付诸实践：作为一名内科医生，我不仅会帮病人治疗神经方面的疾病，当他们出现咳嗽、感冒、头痛等病症的时候，我也会帮他们治疗，所以我能看到我的治疗是否成功。我觉得，自己多年以来从事科学研究工作的功底得到完美展现，我不仅善于分析神经症患者的病症，而且能够发现他们患病模式背后的病因，这个病因一般都很简单。我觉得这一点帮了我大忙，因为我可以一眼辨出主次，不会“只见树木，不见森林”。我可以一针见血地指出患者最重要的致病原因，着重分析患者在治疗过程中的特殊反应。

玛丽安：好的。在接下来的几周里，我们会有幸听到您分享一些关于如何应对神经症的“朴素的”常识性道理。同时，我们也会采访一位女患者，她在您的帮助下得以康复。说到这里，请问您当初在治疗这位女患者的时候是独自一人呢，还是与她的私人医生合作的呢？

威克斯医生：鉴于我已经退休，所以患者通常是通过电话或者信件的方式和我联系。现在因为已经有书籍出版，我希望上述 2 种方式的联系也能逐渐减少。但是如果患者同意的话，我希望我能够和他们的私人医生进行沟通，因为我觉得这样可以使治疗效果更好，后面我会以这位女患者为例子来说明这一点的。在我们录制节目之前，我给她的私人医生打过电话，问：“我要带这位患者录节目，您觉得可以吗？”她的医生回答说：“或许几年之前我会犹豫，但是现在不会了，我觉得她在您的治疗下已经恢复得很好，她应该站出来让其他患者朋友看看，帮助大家重拾战胜疾病的信心和勇气。”

玛丽安：那么，接下来让我们听听这位患者是怎么说的，从中我们就可以体会到之前她是多么痛苦。

患者安妮：……之前我试过各种方法，包括去敏感化作用、放松疗法，但是效果甚微。我还试过催眠疗法，但不起作用。因为我无法被催眠（有些人能被催眠，但有些人却不能）……我试过了这么多办法，但是没有一种办法能使我恢复健康。所以最后没有办法了，大家劝我进行脑白质切除手术的时候，我在想：“好吧。我已经没救了。”因为在我十几岁的时候，我听说有人要做这个手术，当时我就想，如果是我要做这个手术，那么手术失败的话，我肯定会命丧手术台。所以在大家建议我做这个手术的时候，我都快崩溃了，我对自己说：“我已经没救了，我受够了，我要豁出去了！”

玛丽安： 这是一个活生生的例子，是一个受病痛折磨的患者的心声。请问威克斯医生，您是如何帮助她摆脱病痛的呢？

威克斯医生： 玛丽安，我和其他医生不一样，其他医生都会“竭尽全力”地把病症说得可怕至极：他们会告诉这位患者她患有极度严重型的强迫症，然后给出一系列复杂的解释。而我会尽量给患者一个简化的说法，我会这样向患者解释：一直以来困扰她的强迫症其实只不过是她已经疲劳过度的头脑中不断出现的消极想法而已。现在，患者已经彻底明白了这个道理，而且这就是事实，强迫症没有什么神秘的，就是如此简单。在患者明白了这个道理之后，我教她如何绕过那些强迫思维，并且每天花一点时间考虑一下病症的真相。于是她每天坚持这样练习，病情也因此日益好转。

玛丽安： 那么这位患者花了多长时间才最终康复了呢？

威克斯医生：这个还有点不好说，因为我们基本上都是通过电话联系的。就像你知道的，我和安妮只见过一次面，所有的治疗都是通过电话和录音带的方式进行的。安妮大概花了12个月，也就是1年的时间，终于不再为强迫症所烦恼，找回了之前快乐的心情。对，大概就是1年的时间。

玛丽安：所以您和别的医生在治疗方式上的不同之处就是略过不必要的细节，直奔最简单的治疗方案吗？

威克斯医生：对，确实如此。我倾向于让患者以最简单的方式看清病魔的真面目，并且引导他们用简单的方法来慢慢恢复正常的思维习惯和情感强度。

玛丽安：请问您接下来几周的谈话主题也是围绕您刚才说的这种办法吗？

威克斯医生：对的。我准备不只是给神经症患者传输这一思想，让他们在睁开双眼看清楚疾病的真面貌的同时，能够运用我所讲的简单方法恢复健康；我也要把这一理念传输给没有患病的人们，这样神经症就不会再给大家一种神秘的感觉了，大家也不会再害怕谈论、阅读甚至是此刻听我讲述这一类话题了。其实，神经症，尤其是焦虑症没有什么神秘可言，它的形成就是那么简单的一个范式而已，当然治愈之道就蕴含在这个范式之中——只要打破这个范式就好了。

访谈二　焦虑症

玛丽安：威克斯医生，您好！我们今天节目的主题是焦虑症。请问医生，焦虑症是否就是整个神经症的症结所在呢？

威克斯医生：玛丽安，您好！焦虑症是一种最常见的神经症。我们可以说，焦虑症患者长期处于焦虑状态，而这种焦虑状态最终会演变为内心的恐惧感。在我看来，焦虑症主要分为2种。第一种是由某些特殊原因，可能是悲伤、愧疚或者羞耻的情绪导致的焦虑症。这类焦虑症患者心里清楚自己的致病原因，并且会努力尝试与疾病做斗争。第二种焦虑症是由某些突然出现的压力，或者严重的身体创伤，比如一次严重的大出血、突如其来的车祸或者是任何其他突发事件而带来的压力造成的。我发现我的患者绝大多数属于后者，而且相对于最初的致病原因，他们对自己所处的焦虑状态感到非常忧虑。

要想搞清楚上述这 2 种不同的焦虑症，首先我们要弄明白人体神经系统的分类。人体的神经系统由中枢神经系统和周围神经系统组成。通过中枢神经系统，我们可以随时按照自己的意愿让自己的肌肉运动。周围神经系统则可以控制人体内脏器官的运转，也可以控制人们的情绪变化。人在处于压力之下的时候，情绪自然会发生一些变化，起初这种变化是很正常的。但是，一旦压力持续增大，人们的情绪有可能发生剧变，这时候，神经就被“唤醒”了。这样就变得很可怕了，因为这意味着一丝丝的害怕都会被放大为一阵恐慌；正常的心跳声听起来也会变成“咚咚咚”的巨响；或者就像之前一位患者说的，会出现心悸甚至心脏“停搏”、反胃、难以吞咽、难以呼吸、体虚、眩晕的情况。这确实很痛苦，但其实这些都是因为压力而产生的症状而已。

但是，患者往往会自己给自己施加压力，因为他们总是盯着当下的那些症状，因它们而感到惊恐万分。再加上患者对这些症状出现的原因不甚了解，这就加大了压力，也加深了他们的恐惧感。于是患者就进入了一个“恶性循环”：最初由于某些突发事件如车祸、大出血等而感到压力；然后由于对压力症状感到害怕，又增加了新的压力；在双重压力下，症状也就变得更严重了。我把这个循环称为“神经敏化”（专业术语），而不是“神经唤醒”。在治疗的过程中，首先需要打破这个循环，因为这个循环的模式十分简单，它的发展过程也很简单。当然，解救患者的办法自然也很简单了。注意，在这里我并没有说“容易”，而是说“简单”。第一步，就是要打破这个恶性循环，要让患者明白这些症状出现的原因。

玛丽安：您觉得患者对病症的理解效果如何？患者能迅速地对此做出反应吗？

威克斯医生：因人而异。之前有位女患者，如果没有人陪同，她甚至不敢迈出家门半步。我只对她进行了一次咨询，她就痊愈了。后来她找到我，告诉我说：“恐惧感已经烟消云散啦！我不管做什么都不会再有那种恐惧感了。甚至我去高楼的顶层（一座14层的大楼），都不会有任何恐惧感。”这是一位对病症重新理解之后很快就康复了的患者，但是大部分患者在理解了病症之后可能还需要一个较长的康复过程。

我来解释一下这些症状为何看起来会那么复杂。我就用手抖来举例吧：当一个人处于巨大的压力之下时，会出现手抖的状况。于是他就错误地认为这是自己的健康状况出现了问题，身体机能开始退化……他心里就会想：“你老了，不行了，老头儿。”其实这种手抖现象没有那么复杂，可以用膝跳反射的原理来解释。也就是说，当一个人跷着二郎腿坐下时，轻快地叩击他的膝腱（膝盖下韧带），他的小腿就会不由自主地向前踢。这是因为受到叩击后，膝腱中的神经末端会把这种信号传递给脊髓，脊髓得到信号后就令膝盖发出了“弹跳”的动作，就像医生轻拍他的膝盖一样。手指关节处的肌肉一样有神经末梢，也会让手指肌肉发生“弹跳”，这是因为神经末梢是受人体分泌的肾上腺素刺激而发挥作用的，而肾上腺素是周围神经系统中的自主神经释放的压力激素之一。肾上腺素促使手指神经向脊髓发出“抖动”的信号，然后这个信号就以“手抖”的形式呈现出来。所以，手抖并不可怕，只是一种体现在手指上的“膝跳反射”而已。手抖的话就让它抖吧。

玛丽安：请问有办法控制这种情况吗？

威克斯医生：有的。只解释这是怎么一回事是远远不够的，我会教患者如何去做，去改变这种情况，最终患者从心底里接受这些病症才行。我会引导患者按照这 4 步来走：面对、接受、飘然和等待。咱们先来谈谈面对，我举一个例子来说明面对的重要性。有一位来自加拿大的患者，他之前接受治疗的方法是要克服出门的恐惧感，能走多远走多远，要是有任何不适，立马撤回。通过这种方法，他确实敢在自己家附近走动，不再害怕了。他甚至还去了一趟拉斯维加斯度假，并且没有出现任何恐惧感。之后他回到了温哥华，第二天去一家银行办理业务。当他在排队等候，轮到自己把单子交给往常的那位出纳的时候，之前的那种恐惧感突然又席卷而来，简直是一大打击！他当时就想：“我该怎么办？我已经用 18 个月来练习出门，可以说已经‘习惯了走出家门’，甚至还去美国度了假。但是现在我又感到恐慌了，甚至比之前还要严重！”你看，这位患者从来没有掌握面对恐慌的正确方法，他从来没有真正面对过自己的病症，也从没有考虑过该如何消除病症，所以他不知道当恐慌来袭的时候，应该让自己放松，任由恐慌感“掠过”自己的身体，勇于直面病症。这样，恐慌在你面前就没有什么神秘可言，和一阵非常微弱的电流没什么两样。我会这样教导我的病人：直面恐慌，尽管让这种感觉来吧。放松身体，对于任何症状都要完完全全地接受。我们所要做的就是改变自己的心情，打破病症形成的套路，从之前对病症感到恐惧转变为勇于直面恐惧，通过直面恐惧的症状来摆脱恐惧，而不是通过习惯某个特定的地方。所以，即使康复之后还有可能感到恐慌，但是它已经不那么重要，也不那么可怕了。这其实也就是康复的关键所在。我会给患者灌输这种思想——康复的关键其实并不是病症的消失，而是自己要打心底里不怕它。受病痛折磨的患者最需要的就是医生的这一句话，或者是我写的书——我不喜欢老提自己的书，因为这会让人感觉我在给我的书做宣传。其实我只是想告诉患者，痊愈的办法其实是有的。我也给大家录制了磁带，那些我无法亲自继续治疗的患者可以从我的磁带中寻找康复之路。一个优秀的医生、一本好书和一些录音带，会对患者克服恐慌起到莫大的鼓励作用。患者往往会在病症最严重的时候退缩，而这又会引起更多的肾上腺素分泌，导致神经更加紧张，从而使得症状更加放肆地折磨患者。所以，重点是要接受病症！本着一种“让暴风雨来得更猛烈些吧”的心态，接受所有病症！让身体做任何它想做的事情，不要检查，不要感到惊慌。就像大浪来临时，我们会随波逐流，不会奋起反抗，因为如果我们反抗，我们就会被抛到沙滩上。这就是真正的面对和接受。

玛丽安：您的意思是要麻痹自己？

威克斯医生：差不多是这样。

玛丽安：为什么不直接去使用镇静剂呢？

威克斯医生：大家都知道近来出现了很多反对使用镇静剂的声音，但是我认为镇静剂是可以使用的，它是有一席之地的。有些患者确实状况不同，他们过于敏感，以至于几乎没有能力做到面对和接受。这里我是说“几乎”，不排除有些过于敏感的患者依然能够做到面对和接受。虽然有些患者不使用镇静剂就能康复，但是我从来不会要求我的患者绝对不要使用镇静剂。那些选择不用镇静剂的人，我会支持，并对他们说：“做得好！”但那些需要镇静剂的人，在这个阶段通常会通过以下 2 种方式来使用镇静剂。第一，适量使用镇静剂，绝不过量。因为我不想让患者对自己的病症完全麻木，而是想让他们在恐慌中学会练习面对、接受、飘然和等待这些技巧。第二，不排除患者有时候会因为大量练习而身心俱疲，特别需要休息一下。这时候，使用镇静剂可以让患者好好休息一天。镇静剂必须在医生的监督下使用。“飘然”这个词简直再好不过了，它不只包含放松的意思，而且意味着一种“有所为的放松”。比如有这样一位广场恐惧症患者，他不敢去超市购物，甚至连一步都迈不出去。这时，他选择了最不该选择的办法——强迫自己去超市。他告诉自己：“我必须去！我一定要去！”但是，他越是强迫自己，就越紧张，越什么都不敢做，从而变得越来越僵硬。这个时候，如果他让自己的身体完全放松，并且告诉自己："飘然！记住要飘然！不要去抗争！"单单是"飘然"这个想法就会让他全身的肌肉放松下来，从而面对恐慌"飘然"而过。这种飘然的方法可以帮助患者在工作中面对来自老板的压力，或者是生活中任何的不称心，因为它会让患者在心中告诉自己："我不会和它硬碰硬，我会放松下来，'飘然'而过的。"

玛丽安：您主要提到了2种焦虑症患者：一种是陷入恶性循环的患者，另一种是受到突然的刺激的患者。对于第一种患者，这种方法无疑是适用的。对于第二种患者，这种方法也同样适用吗？

威克斯医生：完全适用。第二种患者，也就是受到过突然刺激的患者最终也会对自己之后出现的病症感到恐惧，比如当他们出现所谓的心悸、心跳停止、心肌梗死、头痛欲裂等症状时，他们通常会害怕不已。他们会在思考突然出现的刺激的同时，对其引发的压力症状感到恐慌。但是，如果他们对这些症状了解透彻的话，知道心悸不过是放大化了的正常心跳而已（前提是他们检查过身体，心脏确实没问题），那么他们就会知道了解具有神奇的力量，它可以揭开症状那令人迷惑的面纱。这样，患者就能静下心来认真思考自己面临的问题，甚至找到解决的办法。

访谈三　神经疲劳

玛丽安：神经疲劳堪称神经症中最令人痛苦的疾病之一。疲惫的大脑会产生众多夸张或者不恰当的想法，这也是我们所采访的患者安妮曾经经历的疾病。

患者安妮：在我患上神经症……在我 20 岁的时候，我就患上了神经症，现在我已经 30 多岁了。一天半夜，一个小偷进入了我们家里。当时，我听到有人正在上楼，我害怕极了，甚至说魂飞魄散也不夸张。我想谁遇到这种情况都会被吓坏的。由于不知道来人是谁，更不知道他是怎么进来的，所以感觉更加恐怖。自那以后，我的睡眠就出了问题，因为我已经被吓坏了，这件事完全打乱了我的正常睡眠模式。大家都知道，人如果无法获得充足的睡眠，身体机能肯定会出问题的。更糟的是，那时我正在准备结婚的当口，压力巨大。当时嫁妆还没有准备好，我还得自己安排一切婚礼事宜，况且我父亲还重病在床，我得时不时跑去医院照顾父亲。那段日子简直是太忙了，我都担心婚礼不能如期举行。总之，那是一场过去的战斗。

后来情况越来越糟。我越是劳累，内心就越是恐慌；睡眠越是不足，我就越是累。有时候我会一夜未眠，第二天乏困无比，接下来我就完全陷入灾难。于是我开始为一些小事担心，比如：我到底有没有把煤气炉关掉？最好再去看一下！所以我不停地怀疑，不停地回去检查，以至于到最后自己都不知道煤气炉到底是关着还是开着了。我要花好几个小时不停地检查煤气炉、所有电器的开关等，所以最后我只能待在屋子里无法出去了。

玛丽安：请问威克斯医生，人们口中常说的“神经疲劳”到底是指什么？

威克斯医生：大家所说的神经疲劳可以分为 4 种：肌

肉疲劳、情感疲劳、心理疲劳以及精神疲劳。神经疲劳的产生是循序渐进的，人们几乎察觉不到。最后出现一些复杂症状的时候，患者常常以为是什么“妖魔鬼怪”在兴风作浪，并没有意识到自己只是神经疲劳而已。比如，在疲劳状态下，情绪会变得非常夸张，以至于患者会认为自己快疯了。其实，他没有意识到，随着疲劳，他的神经会变得异常敏感，它们会使他的情感变得越来越剧烈！轻微的喜悦在患者那里就会变成歇斯底里的欢愉；凄凉的景象在患者那里就成了异常惨痛的悲剧场景；一点点声音会变成无法忍受的噪声，嘈杂的电影院会让患者感觉像是被淹没在了噪声的浪潮中，想立马冲出电影院……这些症状确实会让患者感到困惑不已。

玛丽安：所以也就是说，如果到了对任何事物都反应过激的地步的时候，就是患上了神经症了吗？

威克斯医生：不一定。对事物反应过激和患神经症是两回事，反应过激只是情绪高涨罢了。例如，一位精神疲劳的女患者在目睹自己的母亲打包行李后，想到她将要返回自己那孤寂的小公寓独自生活，这位患者就控制不住自己悲伤的情绪，想着：“我这样悲伤，还怎么能继续活下去呢？”其实是她没有意识到问题出在了自己的情绪上，并不是这个场面糟糕至极。要让患者明白并不是场景使她痛苦万分，而是自己过激的反应惹的祸。应该让患者学会接受自己出现的过激症状，直到他们慢慢冷静下来，沉着应对一切。大家也都知道，如果神经长期处于过激状态，人会撑不住的，体内激素也不例外。于是，患者就会身心俱疲，这其实就是肾上腺素衰竭的表现，也叫作阿狄森氏病（肾上腺皮质功能减退症）。这样的患者甚至连抬手的力气都没有。我怀疑著名女性小说家简·奥斯汀就是因此病而逝世的。

玛丽安：当患者处于上述那种极度疲劳的状态时，您首先会对他们做什么呢？

威克斯医生：首先，我会向患者解释他们的真正处境是什么，并且告诉他们这个境况是可以改变的。而他们要做的就是即使非常疲劳，也要从床上起来，试着动起来，而不是躺在床上堕落，想着：“我永远都走不出这种苦痛，我甚至连手都抬不起来，我还能做些什么？！”运动是不会对患者造成什么伤害的。如果患者打心底接受自己的神经症以及所出现的症状，接受果冻般瘫软的双腿，接受他们的体弱体虚，站起来试着运动运动，他们会发现疲劳感消失的速度是十分惊人的。比起整天瘫在床上，还不如坐起来。就算什么都不做，只是坐着，也比躺着好得多。当然，如果在别人的搀扶下出去转转那就更好了。这样坚持出去转转，内心怀着对病症的接受与理解，不出 2 周，患者就有可能会正常行走了。

玛丽安：我在想，有些患者是否会在这种时候服用兴奋剂？他们会想："我服用这些咖啡因含片，或者其他兴奋剂都行，只要能让我动起来就好。"但是我个人觉得，这些东西还是不要碰为好，您说呢？

威克斯医生：是的，咖啡因会使人心脏搏动更快，这一点很不好。兴奋剂就更不用提了，最好别碰。我开处方的时候从来不会开兴奋剂。实际上，我甚至很少给病人开镇静剂之类的药物。不过，就如我上次说的那样，镇静剂还是有一定的作用的。

除了情感疲劳，还有心理疲劳。心理疲劳患者一直为自己的疾病忧虑，全身心都耗在自己的病上。就像是一刻也不休息的学生，由于学习时间过长会注意力下降、记忆力减退、思维“呆滞不前”一样，一个非常疲惫的大脑会失去“灵活性”，这时候人就很容易患恐惧症或者强迫症。其实心理疲劳的成因就是这么简单！如果某人感到极度疲惫、情绪夸张，那么他其实就患上了心理疲劳，事实就是如此简单！

玛丽安：请问威克斯医生，身体疲劳会引起神经疲劳吗？刚刚您提到学生无休止地学习，让我想起了上大学的时候，有些同学没日没夜地苦读而出现神经疲劳，我觉得这种情况好像是由身体承受的压力过大造成的。

威克斯医生：我认为，拼命努力学习无可非议，但前提是自己不会感觉到累。否则，是会熬出焦虑症的，因为这其实是在给自己施加压力，再加上对考试的恐惧，极易患上焦虑症。最后面对如山的压力，你会扛不住的……天哪！还剩2周，或者2天就要考试了！这时候恐慌就会袭来，随之而来的还会有因极度恐慌而产生的疲劳，你看，这又会是一层恐慌！我觉得这才是压垮学生的最后一根

“稻草”，而不是学习任务有多繁重。长时间无休地工作，很可能会变得情感疲劳、心理疲劳等。但是如果你明白这是怎么一回事，不会因自己的状况而慌张，并且告诉自己：“其实，我只是心理疲劳而已，所以我的思维出现了呆滞现象。思维变得迟缓并不可怕，只要我接受这个现象，并且慢慢地等待，我相信自己一定会恢复过来的，就像骨折之后身体会自我痊愈一样。”这样就不会有什么大问题了，这才是恢复健康的重中之重。就像我一直强调的那样，打破病症出现的套路，接受病症，对发生的一切不要惊慌失措，让身体自己去调整，这样病症就会像伤口一样最终痊愈。

玛丽安：哦，明白了。主要还是您之前强调过好多次的接受。要坦然接受病症，这样才会使情况有所好转，对吗？

威克斯医生：对的，最重要的是态度。要有一个基于对病情透彻理解的接受态度。有时候，就算不理解，只要完全接受，也会使患者康复的。比如，坚信自己一定会康复的患者，即使对病情没有透彻理解，最终也获得了康复。

所以，即使理解不了，完全地接受自己身上所发生的一切，加上对康复的坚信，也会使患者痊愈。只是，以透彻的理解为基础的接受，其根基会更加牢固。

访谈四　恐惧症、强迫症以及广场恐惧症

玛丽安：通过前面几次访谈，我们已经对神经症的形成模式有了一个清晰的了解。威克斯医生的系列访谈节目继续进行，这期我们主要针对患者安妮的神经崩溃原因，也就是恐惧症和强迫症，进行详细解析。

患者安妮：之前患病的时候，我会时不时地去医院做检查。医生会拿一些卡片——上面写着一些东西——问我："你对这个会不会反感？你碰到那个会不会有担忧的心理？"其中有这么几样东西——回形针、针头、一些玻璃碴儿。看到玻璃碴儿后，我突然想到："对啊，我怎么没有想到这一点？"当时，一家牛奶厂因为一瓶牛奶里有

钉子之类的东西而被起诉。于是我不知怎么的就突然有这样一个想法："万一在牛奶装瓶的过程中某个牛奶瓶碎了怎么办？要是这些牛奶中最后都有玻璃碴儿怎么办？要是安全检测人员没有发现这些瓶装牛奶中含有玻璃碴儿怎么办？要是我在不知情的情况下给来家做客的客人倒了一杯这样的牛奶，客人喝下去也许会丧命的！"所以，自那以后，我喝牛奶之前都会先过滤一遍，以确保里面没有任何残渣。我对所有东西都变得异常敏感，尤其是吃的。最后我甚至到了这样一种地步：干脆只吃煮鸡蛋好了，因为煮鸡蛋是最保险的，不可能发生什么意外。最后，可想而知，我们家都已经吃厌了煮鸡蛋。但是吃其他东西我都会格外警觉，这让我十分苦恼。

玛丽安：请问威克斯医生，恐惧症和强迫症是一回事吗？

威克斯医生：这两者不是一回事，但是它们确实有相似之处。恐惧症是指对某些特定的对象或处境产生非理智的持续性恐惧情绪，而强迫症是指强迫性思维和强迫行为以一种不正常的方式占据人的正常思维。我觉得没必要去死记硬背这些概念，但是一定要知道。如果要说出它们的确切概念，上面的解释就可以。

虽然恐惧症听起来很可怕，但其实它的致病原理很简单，安妮就是一个很好的例子。同时，因为它的致病原理很简单，所以我认为恐惧症患者是完全可以康复的。请注意，我并没有说“很容易”，而是说“很简单”，简单并不代表容易。举个例子，就像我之前讲神经疲劳的时候，只要你总是对某些特定场合感到恐惧，就已经为恐惧症准备好了发展的温床。神经过度敏感会让患者的反应过激，一丝丝害怕就会变成惊恐万分，一点点悲伤就会变成惨痛不已……如果同时患者心理处于极度疲惫的状态，他们也会被自己的这种状态吓到，所以患者会对自己的这些症状久久不能释怀。恐惧症的产生原理其实就是如此简单。

玛丽安：在安妮的例子里，疾病的导火索是不是就是那次盗贼事件？一切都是因那件事情而起的？

威克斯医生：对的，她在那次盗贼事件中受到了惊吓。还有就是在那次事件之前，她就已经处于极度疲劳的状态了，所以盗贼事件让她产生了强烈的恐惧感，并且她久久不能把这件事情忘掉。而心理疲劳也让她形成了强迫性思维。

我想用一个更为简单的例子来把恐惧症解释得更清楚一点。比如，某人对某件事有一种非理性的恐惧。

有一位在妇产医院工作的护士，是一位恐惧症患者。和其他恐惧症患者一样，她所患的恐惧症表现为害怕自己会伤害到别人。在她抱着刚刚接生出来的小孩，准备为孩子洗澡的时候，她就会感觉到自己分裂的另一面，似乎控制不住自己的那种想要伤害这个新生婴儿的想法。当她看着怀里那软弱无助、任由自己摆布的婴儿时，她和普通人一样都会产生这种想法："一定要小心，千万不要让宝宝受到任何意外的伤害。"但她的神经实在是过于敏感，这种想法很容易就会发展成："要是我故意去伤害这个婴儿怎么办啊？"你看，想法的转变就是这么容易！要是她碰巧抱着婴儿站在窗户边，她就会控制不住地想："要是我故意把婴儿扔到窗外怎么办？"所以，她一旦碰到有窗户的地方就会迅速走过去，不做任何停留。她整天都害怕婴儿会出现什么意外，所以整天都把婴儿抱在怀里。当她要抱着婴儿穿过那条有窗户的走廊的时候，她就会快速地从窗户前走过去。从那开始，她对所有窗户都产生了一种恐惧感，每次看到窗户，之前那种可怕的想法都会“呼”的一下从心中掠过。

所以她去向心理医生求助，但是医生告诉她：“这说明你属于攻击型，你的内心有很强的攻击性，只是你自己没有意识到而已。”这种解释让患者感到愧疚，而窗户就成了愧疚的直接原因。恐惧症是慢慢形成的，但是一开始的情况是很正常的。我向患者解释道：“在神经过于敏感的状态下，你的这种反应是很正常的。如果你觉得自己内心缺乏安全感，又怎么能给一个小家伙安全感呢？还有，突然产生‘万一我不小心伤到了孩子怎么办’，以及随之产生的‘万一我不是不小心而是故意伤害孩子怎么办’的想法，也都是很正常的。”如果现在在收听节目的听众里面正好有为人母的，她们中间肯定有很多人有过这些想法。她们都不属于攻击型，她们只是太累了，太敏感了。况且这只是那么一个想法而已，并没有什么实际意义。这些母亲是不会故意伤害自己的孩子的。

玛丽安：请问，当患者出现这些想法的时候，他们应该做些什么呢？

威克斯医生：他们应该按照我教给安妮的方法去做：要明白那种想法只不过是因为心理过于疲劳而产生的，并不是自己真正想做的；也不要强迫自己去阻止那些奇怪的想法出现。因为越是告诉自己千万不要那样，反而会让自己越注意那一点，从而愈发地胡思乱想。应该学着接受自己会出现这些想法。他们很难不去注意这些想法，因为他们已经习惯注意这些想法了。但是与此同时，他们也应该知道那些想法究竟是为何产生的，究竟是些什么东西。那些想法不过就是心理疲劳状态下产生的一种奇怪的、有些可怕的想法而已。他们并不是攻击型的人，也没有什么不正常，他们是富有爱心，但是心灵脆弱的善者。

玛丽安：在我看来，其实他们不只善良，也是一群很有勇气的人。因为他们并不会被生命中出现的这小小的波折打倒，而是会拼尽全力走出这一低谷。我记得在看您某一本著作的时候，读到过这样一句话：其实，这些人最需要一个朋友，这个朋友叫作勇气。

威克斯医生：对。但很奇怪，我发现我的患者基本都在我所知道的勇者之列。因为他们除了外界的一点点帮助，都得靠自己，靠自己内心正确的声音来激励自己，让自己从痛苦中走出来。这就需要很大的勇气。有些人嫉妒那些在他们看来自信的人，但这些人的自信其实只是自负。真正的自信是自己赢得的，并不是那么容易就能得到的。自我认可度不高或许反而是件好事，因为这样你就可以从头开始，努力争取变得自信了。那些神经症患者就是这样的人。当他们通过自身的努力最终恢复了健康时，他们就成了真正的强者。

现在我们继续聊安妮。通过这次愿意来到本节目分享自己的故事，看得出她不只是一位勇者，还是一位智者。因为她愿意把自己的患病经历公之于众，并且通过自己的亲身经历来帮助更多的患者朋友走向康复。我希望安妮的街坊邻里和亲朋好友们能够认可并欣赏她，希望整个社区都以她为荣。安妮，她是个很了不起的姑娘！

勇气确实是必不可少的，但是并不是唯一必要的因素。对安妮来说，她除了要明白她的强迫性思维只是心理疲劳状态下产生的奇怪的想法而已，还要尽快瞥见真相，并越来越长时间地保持这种认知。但是这对强迫症患者来说并不容易，他们不可能在和医生交流了一次之后就立刻明白，更不可能走出诊室就立马康复。一般情况下，在他们离开诊室的那一刻，强迫症就会找上门来，而他们还是会以往常的情感方式做出反应。这时，有的患者就会想：“我一定是完蛋了，医生已经告诉我这些想法只是心理疲劳的产物，但我怎么还是没有改变呢？”

患者必须时常有规律地练习，练习着把这些病症考虑清楚。尤其是在强迫性思维出现的时候，更应该加紧练习看清它们到底是什么。强迫症还是挺可怕的，它会让人们不受控制，迫使人们去做一些自己不想做的事情。所以在强迫症兴风作浪的时候，必须强加练习我所教的东西，这样慢慢地就会在病症的惊涛骇浪中寻找到那么一丝丝安宁。尽管刚开始的时候，只有这么一丝丝安宁，但是慢慢地这安宁会累积，会增长，安妮就是这样一步一步过来的。所以对于患者来说，要做的工作还有很多，但是目的地是很明确的，就像安妮那样，终究会康复的。

玛丽安：我有一个问题想要请教一下威克斯医生，这期节目到现在您还没有提到过广场恐惧症，请问是因为广场恐惧症和其他恐惧症不一样吗？还是说广场恐惧症的治疗方法和其他恐惧症的不一样？

威克斯医生：治疗方法是差不多的。但是广场恐惧症和其他恐惧症相比，确实有不同之处，因为我觉得严格来讲，广场恐惧症不算是真正的恐惧症。广场恐惧症是指对开放性场所会产生恐惧心理（“广场恐惧症”按照古希腊语的字面意思来说，就是对集市产生恐惧心理）。确实会有对集市产生恐惧心理的人，但是他们对其他地方却不会产生这种恐惧心理，这些才是真正的广场恐惧症患者。但是，今天我们用“广场恐惧症”来统称那些不敢出门的患者，他们不敢踏出家门，因为他们害怕外出时经常突然掉头回家。其实，他们害怕的并不是外界环境，而是他们自己——自己会恐慌吗？会崩溃吗？碰到这样的情况自己应该怎么做？其实他们并不是害怕出门去参加家长会，也不是害怕去理发店做头发，而是害怕自己万一出现恐慌，会被困在会场，或是卡在理发店的椅子里面，不能及时逃脱。针对这种恐惧症的治疗方法很简单：还是要完全地接受，即使是恐慌，也得接受。患者必须学会接纳自己的恐慌：试着深吸一口气，然后迅速呼出，在呼气的同时让自己的身体完全放松下来，顺便也接受恐慌对自己的这种“袭击”。其实恐慌的袭击就像是一次电流释放。自己好端端的人生不能因为这简单的电流释放而毁掉，必须看清这症状的真面目。因为患者的神经还处于敏感状态，所以恐慌感不会立马消失，会持续一段时间。但是，管他呢！完全接受就好。我也知道有时候会特别难熬，甚至觉得是不可能熬过去的。但是世上无难事，只要肯坚持。坚持到最后的就是胜利者。只要患者对自己的症状有一个清晰的了解，完全接受，最后肯定会到达康复的彼岸。不要抗拒，完全地接受，我觉得这就是广场恐惧症唯一的治愈之道。

访谈五　抑郁症

玛丽安：抑郁症也是神经症患者在康复路上会遇到的一个非常棘手的障碍。事实上，威克斯医生也帮助过众多抑郁症患者恢复健康，并且形成了一套独特的治疗方案。

威克斯医生：在我的行医生涯中，我发现抑郁症患者大致可以分为这么 2 种：一种是患者没有患神经症，只是会经受抑郁症的反复发作；另一种是深受情感疲劳和心理疲劳的折磨，最后陷入了抑郁症而无法自拔。

首先我们来看第一种抑郁症患者，这种患者会在不同程度上进行自我治疗，但是他们自我治疗的方法是错误的。举一个家庭主妇的例子（别忘了男士也会这样）。

在太阳将要下山的时候，这位家庭主妇站在家里的窗户前，满脸倦容。她之前出现过轻微的抑郁症症状，当时也差不多是下午的时候。现在面对落日黄昏，也许远处传来的钟声会让这位家庭主妇想起那天自己的抑郁，感觉内心好像有一只手抓着自己。这时候她就会忍不住去想："不要啊！难道我是要再次抑郁吗？"此刻，如果她手头有活儿，比如要去准备晚饭，而且她已经开始做了，她很可能就会忘记即将到来的抑郁。但要是她一味地沉浸在这种想法中，并产生了抑郁的感觉，她就会想："哎呀！抑郁的感觉又来了，怎么办？"顿时她就会变得惊慌失措，因为她深知那种感觉不好受，要经历一番苦难才能从中恢复过来。于是她就不停地跑来跑去，忙这忙那，试图用忙碌来驱散抑郁的感觉。她会急急忙忙冲向超市，并在从超市回来的路上一直自问："抑郁的感觉过去了吗？我有没有好一点？它真的过去了吗？"我们都知道，当你拼命想忘记一件事情的时候，你反而会记得更清楚。所以越是试图忘记，对抑郁感觉的消散越是在意，它就越是不会消散。也因此，这位家庭主妇变得更加焦虑、更加恐惧，再加上她手忙脚乱地去驱散抑郁，于是使自己变得疲惫至极，而这恰恰为抑郁症的加重大开方便之门。

当然，家人看到她这么难受，肯定会建议说："试着自己摆脱一下，干点什么吧，不要呆坐着。"于是她就连续几天都按照自己的方式驱散抑郁，结果反而越陷越深。

其实，面对抑郁，应该这样做：当感觉到抑郁感要出现的时候，应该坦然接受，尽管让它来吧，不要东奔西跑、坐立不安。保持平稳的速度，该做什么就做什么。这就是对付抑郁的秘诀。这种抑郁只是暂时的，可能是由生活中的某件小事、某个想法或某段记忆引起的，也可能是因为太疲惫了。无论如何，正确的做法就是要面对它、接受它，放轻松，不要试图逃避或者抗拒。当她接受抑郁的时候，身体也会随之放松下来，情感也会自我修复。因为她没有去跑东跑西折磨自己，让自己变得越来越紧张。但现实情况并不是这样的，极少有人会用正确的办法来面对，他们大都是手忙脚乱，逼着自己找活干，结果反而变得越来越紧张，越来越恐慌。

针对由神经症引起的抑郁症，也就是上面所说的第二种抑郁症，我并没有讲太多。对于这种抑郁症患者，及时发现十分重要。他们要康复的话需要更长的时间，因为这种抑郁症会耗费患者大量的体力，可能致使患者体力透支。对于这种患者来说，家人的理解会起到很重要的作用。然而，家人总是错误地以为帮助患者就是要不停地为患者加油打气，比如他们会说："妈妈，去约翰逊家打扑克吧，这对你应该会有帮助的。"可怜的母亲听从了孩子的建议，在抑郁的情绪中鼓起勇气去打牌。如果母亲打完牌回到家之后感觉并没有任何好转，他们就会失望——"唉！妈妈可能是没救了，我们原以为打牌会让她变好呢。"因为去了一趟约翰逊家里打牌，母亲更累了，所以自然变得更加抑郁。这其实就是神经衰弱，是需要时间来恢复的。出现这种情况的患者应该明白一点，那就是自己的肾上腺素会枯竭，所以需要补充、调整肾上腺素的分泌。仅仅跑去约翰逊家里打扑克是没有用的，但她还是应该多出去散散心，偶尔和邻居打打牌。不要拒绝邻居的邀请，做自己力所能及的事情，但是不要把自己逼得太紧，给自己施加太大压力。永远要记住，自己的身体需要调理、元气需要恢复；需要保证进食，保证维生素的摄入量，保证充足的睡眠，等等；最重要的是，肾上腺素枯竭状态需要慢慢地调整过来。

访谈六　康复之路上的“拦路虎”

玛丽安： 这期节目是威克斯医生系列访谈节目的最后一期。在这期节目中，我们主要讨论神经症的康复之路。这条路虽说简单，但也并不是一帆风顺的。我向威克斯医生请教过在神经症的康复之路上都有哪些障碍，现在就请威克斯医生一一说来。

威克斯医生： 其中，一大“拦路虎”就是记忆。疾病带给患者的记忆很可怕，它总是在那里虚张声势，企图让努力想要变好的患者相信，他是不会变好的，或者他并没有什么好转。有位女患者对我说：“你看，我可以在早上送孩子去上学，但是当我站在洗漱池前面的时候，我整个人就变得昏昏沉沉的。”这是因为她之前早上站在洗漱池前时发生过昏昏沉沉的现象，这个记忆在她打算送孩子上学的那天早上被唤醒了。其实很简单，就是之前的记忆刺激她分泌了更多的应激激素，应激激素促使腿部血管扩张，从而导致下半身的血液量增多，上半身血液量相应地减少，脑部供血不足，所以她会感到昏昏沉沉的。这种症状是患者自己造成的，但是她并不知道。记忆是一个欺骗老手，它在潜意识里告诉患者：“你知道的，你肯定会昏昏沉沉的。只要你站在洗漱池旁边，就一定会这样的。”

记忆通常是通过 2 种方式来操控患者的：它可以立刻发挥作用，也可以在很久之后才发挥作用。下面我们先来看它的第一种作用方式。有位患者心情沉闷，或许他已经对自己绝望了，不想努力去拯救自己了。这时，他会突然觉得情况也不是太糟糕。于是他就去打打网球，和大家聊聊天，去电影院看看电影，让自己沉浸其中。可是刚看完电影，突然，那种记忆就来袭了。这时他会想：“你和其他正常人不一样！你已经神经崩溃了。”于是抑郁就淹没了他。我把这种情况叫作“记忆闪现”。这位患者必须学会正确处理这种情况，学会不要让记忆在康复之路上拖自己后腿。

我们再来看记忆的第二种作用方式。另一位患者外出度假去了，在度假的过程中，没有出现任何的抑郁症状。不管是去咖啡店还是坐公交车，他把自己自患病以来从没做过的事情都做了一遍，都没有出现任何的抑郁症状。但是一回到自己家，看到那熟悉的房子、熟悉的卧室，以及熟悉的超市，以前的记忆就席卷而来。不只是记忆，其中还夹杂着以前的所见所闻所感。再加上他之前遭受过神经症病症的折磨，所以以前的那些症状带给他的感觉也会一起出现。总之，不只记忆会重现，记忆中的感觉也会重现。因为都是自己亲身经历的，所以那种感觉十分真实。记忆是很可怕的，它会让以前所有关于疾病的痛苦统统重现，不只是颤抖的手，也不只是恐惧的感觉，而是整个“大合唱”——头疼、手抖、胃里翻江倒海等。

玛丽安：请问威克斯医生，这位患者应该如何应对这个挫折呢？还是说可以不把它看作是一个挫折？

威克斯医生：不，这确实是一个挫折。不过我会这样告诉我的患者：挫折也可以成为前进路上的一块垫脚石。我希望患者在遇到挫折的时候心想："很好，这恰好会给我制造一个按照威克斯医生的办法做练习的好机会。威克斯医生一定会为我感到开心的。"你看，遇到挫折时，患者可以重获希望，并从病痛中得到暂时的休息。不仅如此，他们还能得到更多。以正确的方式面对挫折，患者可以获得更多应对病痛的经验，也会对康复更加有信心。另外，战胜挫折也会使患者建立起更加强大的内心声音。这个声音会告诉自己："老兄，你经历过，也战胜过，你知道那些套路的。加油！前进！别后退，挺过去！"这种内心的声音会支撑患者，并且为患者指明正确的方向。

我觉得，到这里，康复之路才刚刚开始。而且只有经历面对、接受、飘然以及等待之后才会得到这种内心的声音。这些过程都是需要时间的，需要时间也就意味着会有更多挫折出现。但是，患者经历了上面的过程之后，再加以练习，因为已经掌握了摆脱症状的办法，所以就不会再对那些症状产生恐惧心理。也许有些治疗师会这样说："对神经症来说，就没有什么康复可言。"当我在纽约接受电视采访的时候，就有一位治疗师这样对我说过。她当时说："威克斯医生，我们根本不会说神经症最终会被治愈，只能说它的症状会减轻。"我反驳她说："我已经帮助许多神经症患者获得了康复，用事实来说话。我从来都不害怕说出康复这个字眼。"但是在我看来，康复并不是说以后永远不会出现神经紧张那些症状，只要活着，谁都会有神经紧张的时候。我所说的康复是指知道如何接受并面对那些状况，能够轻松看待那些症状，不再把它们当一回事。这一点十分关键，但很容易被某些治疗师忽略掉。同样被忽略的还有认识到培养正确的内心声音也十分关键。众所周知，治疗神经症的方法多种多样，今年我在纽约怀特平原医院，和那里的神经症专家以及心理医生交流的时候，我心里也明白，他们的治疗方法肯定与我的有不同之处，并且他们对自己的方法很有信心。我最不愿意做的事情就是对他人的治疗方法评头论足。他们的方法只要能够治愈患者，就是好方法。在我所有的演讲或者访谈中，我都会强调一点，那就是不管用哪种方法，治疗的目标只有一个——帮助患者培养正确的内心声音。

还记得有一位来自英国的女记者，4 年前写了一篇文章，在当地的杂志发表。文章里说："自从患上广场恐惧症到现在已经有 2 年了，但是，只要每天 3 次，每次服用 3 粒药丸，我就可以去我想去的任何地方，不会感到任何恐慌。"就只有那一种药丸对她起作用，其他药丸根本不起作用。她说："我哪儿都能去，但是我现在要做到的是，戒掉这些药丸！"（我注意到这篇文章是她在产生要戒掉药丸的想法之前写的。）或许某天这位患者离开了药丸的支撑，也可以正常生活，并且对自己说："你即使不吃这些药丸，也可以去想去的地方，做想做的事情。你可以的，你不需要药丸！"但是，她的这种好转只是暂时的。我在这里说"暂时的"，是因为她没有形成自己内心那个正确的声音，要是以后再次遇到那个最初让她产生恐惧心理的场景，她该怎么办？她可能就会想："我的药丸在哪儿？"这时，一个内心的声音就会对她说："嘿，你还是在依赖药丸！要是这次那些药丸不起作用怎么办呢？"所以不管是哪个医生，都要帮助患者培养一个自己内心正确的声音，去鼓励自己。这个内心的声音是要患者经历一番锻炼才会形成的，要是没有成功形成这个声音，那还是锻炼得不够，应该坚持练习面对、接受（完完全全地接受）、飘然、等待，直到症状减轻，以至在患者心里不再那么重要了。

玛丽安：在整个访谈过程中，您提到的所有治疗方法，基本都需要患者自身做出一番努力和自救。我想问问您，患者能从医生或者家人那里得到多大的支持呢？

威克斯医生：玛丽安，其实很多患者都是靠自己的努力恢复健康的，并没有从家人和医生那里得到多大的帮助。但要是有家人和医生的帮助，那就再好不过了。你看，安妮就是一个很好的例子，她丈夫对她的支持以及关怀起到了不可小觑的作用。

玛丽安：没错，访谈的这几周以来，我们也目睹了安妮是如何一路挣扎过来的。她已经挣扎了好多年，接受了各种各样的治疗都不见好，直到威克斯医生的话语让她恍然大悟，最终帮助她走向了康复。显然，在正确的时间说正确的话可以帮助很多人。

威克斯医生：你那句话说得真是太对了！在正确的时间说正确的话语有多么重要，在错误的时间说错误的话语就有多么可怕，甚至会毁了一个人的一生。这也就是作为医生，应该注意自己言谈的重要原因。因为病人对医生说的话会十分在意，所以我觉得医生应该尽自己所能不去说一些会给患者带来伤害或者有伤害隐患的话语。我觉得在安妮的案例里，我做得还是挺不错的。在她最需要帮助的时候，我的那些话语起到了很大的作用。

玛丽安：非常感谢威克斯医生这几周以来的访谈，以及给予我们大家的思考。不只是我要向威克斯医生表示感谢，安妮也要向威克斯医生表达自己的谢意。在节目的最后，我们放一段关于安妮的自述，从中大家可以看到她康复之后的现状。

威克斯医生：也非常感谢你，玛丽安。

患者安妮：不知道你是否也和我一样，经历过这魔鬼般的病痛——强迫症的折磨。有数不清的日子我因此疾病深受煎熬，我几乎试遍了所有的治疗方法，也尝试过各种新办法，最终威克斯医生帮我走向了康复。如果你也不幸患此疾病，在最终战胜病魔、康复之后，你会因自己还活着而高兴——头脑中会一片宁静。如果现在有人问我：“安妮，你幸福吗？”我会说：“我很幸福！”我会为日常生活中那些身心康健的人所认为的理所当然的普通事情而感到幸福，会为能够和家人待在一起而感到幸福，会为我家人的幸福安康而感到幸福，会为我和丈夫美好的婚姻而感到幸福……或许有些人认为这些都过于单调无聊，但是我想说：如果你没有经历过地狱般的煎熬，就永远不知道天堂有多美好。我觉得，现在我就在享受着天堂般的美好，我真的很幸福！

第三章
维持住那片安宁

在我做完那6次BBC访谈节目之后，我立马动身回到了澳大利亚的家里。我在家的时候，心里一直挂念着用我的方法应对疾病的英国的患者朋友们。他们其中也有一些给我来信，说自己的近况如何，恢复得如何。还有一位女士来信说："谢谢您赐予我精力充沛的后半生！"收到这些消息，我感到十分欣慰，至少我可以知道他们现在很快乐。

我也知道，就算按照我的方法坚持去练习，最终康复，这个过程中也不可避免地会出现一些障碍，虽然有时候会让患者疑惑不解，但是其原理十分简单。鉴于很多英国的患者朋友正处在这一阶段，都需要得到解释与帮助，所以在 1985 年 7 月，虽然我年事已高，还有家庭要照顾，但我仍毅然决然地再次踏上赴英之路，坐飞机去伦敦进行了一场电视访谈。

在这次的访谈节目中，我不仅强调了如何走向康复，去寻找内心的那片安宁，而且讲到了如何保持住那片难得的安宁。

本章内容就主要讲了那次访谈。

玛丽安：现在，威克斯医生准备就如何保持住内心的那片安宁展开讲解。在开始之前，我想先问威克斯医生一个问题：康复之路上的那些挫折到底是什么？

威克斯医生：玛丽安，这样告诉你吧，挫折其实就是康复过程中出现反复的地方，它是康复之路的一部分。在我看来，它其实不是挫折，它只是让患者为了康复再次牢记练习那几个关键步骤的机会。这对康复是很关键的。

玛丽安：但是，对很多患者来讲，在自己差不多已经康复几天甚至几周之后，突然发现之前的那些病症，比如心悸等又出现了，这时他们的内心几乎是崩溃的，那种感觉肯定不好受吧？

威克斯医生：其实，在康复的过程中，或者说患者认为自己基本恢复健康之后，患者自身所想和所感之间还是有一种特殊的联系存在的。他们的想象造成了他们突然的、强烈的、情绪化的反应。而且这些想象其实早就存在了，就算在患者康复很长一段时间之后都是存在的，只是患者本人感觉不到罢了。这些想象所带来的冲击，对于能够理解的患者来说并不难面对，但是对于不理解的患者来说，它们是非常令人沮丧的。举一个例子。有一位患者去电影院看电影，在看电影的过程中他沉浸其中，完全忘记了自己得病的现实，一切都是那么正常，就像没有患病一样。但是看完电影，原本漆黑一片的影院突然亮起灯来，他站起来准备走出电影院，这时他突然想起自己还处在患病状态，他心里对自己说：“你和其他人是不一样的！你是有‘毛病’的！你是一个神经症患者！”然后，就在这时，“呼”的一声，恐惧席卷而来，他的神经也立刻变得异常敏感与紧张。刚才看电影时的宁静和现在这种极度恐慌的反差太过强烈，于是他就对自己绝望了。他怎么才能康复呢？这是他面临的一大挑战。他感觉整个世界都很奇怪，很不真实，他倒愿意一直处于发病状态，起码那感觉很真实，他也知道患病时自己的真实状态，不会像刚才那样手足无措。而在感觉自己似乎已经痊愈之后，他还会遭受疾病再次侵袭、再次打击的痛苦。比如，有一位来自斐济的患者，打了一下午的网球，接着去游了泳，并且晚上还美美地睡了一觉，早上醒来的时候也没有什么问题，一切都很正常。于是他就寻思着："真是太好了——即使我回公司上班，应该也没什么大问题吧。"接着他就快速回到自己的卧室，打开了窗户，但就在这时他突然感到一阵眩晕。这是因为之前在他患病期间，有过在打开窗户的时候突然眩晕的经历，于是就在这么一刹那，本来已经自我感觉恢复了的患者突然又陷入了疾病的困扰中。你看，这么一阵眩晕又把患者拉回了疾病的深渊，于是各种症状又重现了：手抖、心悸等。

玛丽安：所以，他应该怎么办呢？

威克斯医生：他必须挺过来，他能做的只有挺过来！有时候早晨醒来对患者来说也是一种惊吓，能使患者心跳不止，出现不祥的预感，甚至还会有一种“行走在刀刃上”的感觉。但其实患者早上有这种感觉并不代表整天都会有这种感觉，它不是接下来一天的预测，而是前几天或者前几周神经过度紧张留下的“后遗症”而已。

除了上述这个表现，还有一个很重要的表现，也会常常惊吓到患者——就是胡思乱想。就像有位来自美国的患者告诉我说：“威克斯医生，你永远想象不到我这个脑袋里面一天到晚都在乱想些什么。”他们的胡思乱想会达到一个自己都无法相信的程度。比如有一些神经疲劳的女士跑来对我说，她们平时在家里面会产生一些奇怪的想法，觉得那是魔鬼在驱使她们那样想，于是认为自己应该与那些想法进行坚决斗争，必须将它们从自己脑子里除去。因此，其中有些人觉得自己一定是疯掉了。这些都是康复之路上要克服的障碍，玛丽安。

玛丽安：那么他们应该如何应对呢？

威克斯医生：我认为他们应该接受这些惊吓，不管是什么惊吓，患者都必须接受。就把胡思乱想当成日常生活的一部分吧，不管那些想法有多奇怪，都得去接受。因为人的脑子不可能分成截然不同的两部分，只用其中的一部分。

同样的道理也适用于康复道路上的最后一个障碍。比如，昨天我接到了一位来自美国的患者的电话，这位男士在电话中说："威克斯医生，我觉得我已经 99% 康复了，剩下的那 1% 是因为我老是无法克服对自己的状态过于在意的障碍。"当然，患有神经症的患者经受几周、几个月甚至几年的折磨后，肯定对自己的身体状况以及心情十分在意。让他们在一天之内就完全摆脱对自己的关注，是不可能的，他们也不是想不在意就能不在意的。要减少对自我的过度关注，肯定是需要时间的。所以患者必须对自己产生的一切想法，包括奇怪的想法全部接受，把它们当作正常的想法，不要去过分在意。就算有时候会受到一些惊吓，他们也应该对自己说："我一定会安全度过这段时间的，我必须不为其所动，绝对不要让这些暂时的惊吓拖我的后腿。"一定要一直往前，不要让康复路上的障碍影响到自己，如果对自己的状况还是很在意，管他呢，那就继续在意吧。

但可悲的是，有很多治疗师都是劝患者尽力转移自己的注意力："想想别的事情吧，老兄！试着用其他事情来占用一下自己的脑子。"但是很少有患者通过这种方法让症状减轻，几乎没有患者以此方法成功摆脱那些奇怪的想法。其实，面对那些奇怪的想法，正确的做法是：不管出现什么想法，就让它们出现吧。

玛丽安：请问这时候是否就是您一直强调的那个内心的声音该奏效的时候？这个内心的声音要如何派上用场呢？

威克斯医生：玛丽安，其实这个内心的声音能起到缓冲作用，但是这个声音必须得患者自己，通过面对疾病、接受疾病、飘然（而非反抗）和等待来获得。即使在按照这个方法进行的过程中失败了，只要坚持下去，屡败屡战，最后也一定会成功的，而且这样经历一番波折获取的成功会让自己内心的声音更加强大。这内心的声音对自己的支撑起着十分关键的作用，这就是患者的救赎。虽然镇静剂会起一点作用，但是使用镇静剂是治标不治本的，不能使患者彻底康复。

玛丽安：您的意思是说患者有时候是可以使用镇静剂的，对吗？

威克斯医生：对的。虽然现在有太多关于镇静剂的负面消息，但是这些基本都是没有使用镇静剂的经验的人写的。

玛丽安：但是镇静剂确实是会产生副作用的，对吗？

威克斯医生：没错。但是在适量适时使用的情况下是没有坏处的，也就是说镇静剂必须在医生的指导下使用。镇静剂可以起到很大的帮助作用，比如，在患者已经快要撑不下去的时候，明智的医生就会为患者开适量的镇静剂，这样可以使患者好好休息一下，恢复体力来继续自己的康复过程。并不是所有人都得使用镇静剂，也并不是所有人都适合使用镇静剂。也有患者不需要任何镇静剂，凭自己就能对付恐慌以及各种症状。但是，大多数患者还是需要镇静剂来辅助的。

我还想说一件事。薇拉·布里坦在《青春誓言》中提到了这样一件事情：她去医院看望战后受伤的荷兰人的时候，荷兰人民精神上都还遭受着折磨，只有时间和理解才能抚平伤痕。一个荷兰人曾对她说："我们需要时间来恢复，只有时间才能让我们重新找回内心的安宁。"我希望神经症患者能够像这个荷兰人一样，有这样的一种心态，要知道世上没有一个按钮，一按就可以立马把之前的伤痛忘记。时间才能抚平伤痕，但是在等待的时候也要采取正确的方法才能奏效，永远不要失去希望。

玛丽安：我记得，上次我采访您还是几年前。在这几年里，您已经完成了另一本书，叫《更多焦虑症的自救方法》，是您系列书的第四本。那本书记载了很多患者给您打电话或者来信问您的一些问题。我觉得其中有一个有趣的问题，我想再次请教您一下，那就是：患者是如何知道自己已经痊愈了呢？

威克斯医生：当患者能够自己解决问题，尤其是能够自如应对自身出现的所有反应的时候，他就已经痊愈了。痊愈并不是说任何症状都不可能再次出现，而是在症状再次出现的时候，患者知道如何应对。痊愈也不意味着把以前患病的经历都忘得干干净净，而是带着这些记忆生活。即使病症再次出现，患者也不会感到恐慌了，因为患者已经不觉得那些症状有多么重要了。对疾病的记忆是不可能凭空消失的，除非熟睡或者是麻醉之后才会彻底忘记。症状或对症病的记忆重现，并不意味着疾病复发。

玛丽安：好的，非常感谢您，威克斯医生！我们今天就到这里吧，希望您下次再来英国的时候能够再次见面。

威克斯医生：也谢谢你，玛丽安。

第四章

1983 年的电台采访

在我结束了最后一期 BBC 电视访谈节目之后（第二章有详细介绍），主持人玛丽安·福斯特和我又做了这次电台采访节目，所以，其中不免会有很多内容和之前的电视系列访谈重复。但是我出版本书的目的不仅是让患者读了之后能够自救，还有放松休闲的作用，所以我觉得把有些内容多说几遍并不为过。之前我在治疗神经症患者的时候，也会向患者多次重复自己的话。我这么做的目的就是让读者在需要建议的时候，能够很自然地想到我所强调的话语。

玛丽安：威克斯医生，多年以来，您已经帮助无数患者获得康复，但是您也是从一名内科医生开始做起的。

威克斯医生：没错。

玛丽安：您对于神经症，包括广场恐惧症等有如此广博的知识，如此精深的见解，请问您是怎么做到的呢？

威克斯医生：有好几种因素。我在20多岁的时候，也就是在我当上医生之前，被诊断出患有肺结核，于是我就被送往专门治疗这种病的一个乡村。而且医生要求我在6个月之内尽量不要耗费任何体力，甚至窗帘都不让我拉。于是，我的活动范围几乎就在床和沙发之间。6个月以来，我都被困在室内，无所事事。从那时起，我就尝到了被关禁闭而且满心忧愁的滋味了。后来，我就离开那里了，也没有做激光检查。我知道自己还是患病状态，当然，这对于一个健康的花季少女来说，是很难熬的。我记得我离开那个村庄的时候，去了一个住附近山区的朋友家，她嫁给了一个当地的医生。我清楚地记得当时我对自己能做什么失去了信心，因为之前医生老是不让我干这个，不让我干那个。我也很清楚地记得，当我独自一人的时候，我老在想着："我是否能走到那条街的街角处？"当时我豁出去了，记得我走的每一步路的感觉，同时也在思索自己到底有多大的信念能够支撑自己走那么远。我知道当时我并没有恐慌，因为我根本不恐慌，就是这么简单。如果我当时恐慌了，我敢说我肯定会患上广场恐惧症。这就是我对广场恐惧症患者非常同情以及理解的原因。我也记得当时在半夜突然醒来的时候，心脏突突地跳的那种感觉，因为只是在半夜突然醒来就足以把自己吓坏了。

记得有一天晚上，我突然感觉自己很不对劲，心脏狂跳，我都觉得自己快要死了，于是就向同住的朋友呼喊求救。但是她的丈夫，也就是那位医生，说："我不会去的，她不需要任何帮助。如果我去了，她肯定会觉得自己的情况更糟糕。"但是，如果他当时对我说，我只是神经敏感了，就能让我免受2年的病痛折磨。也许，这样也不错，我当时所学习到的知识不仅帮助我摆脱了病痛折磨，也让我下定决心帮助更多的神经症患者。或许我应该感谢那位医生。当时，虽然我正身处痛苦之中，但并没有停止工作。

我依然在努力写我的博士论文，并且成功拿到博士学位。我记得当时在打字的时候，如果我把胸口贴在打字机上，都能听到心脏突突的跳动声。即便是这样，我依然在为完成论文而努力。

1929 年的时候，我坐船从悉尼来到英国，进伦敦大学学习。当时我还是会心悸，症状并没有消失。实际上，这趟旅程还是很不错的，因为轮船发动机的声音的频率刚好和我心悸时候心跳的频率差不多，所以我就不会注意到自己的心悸。但是到伦敦后，突然间没有了发动机的嗡嗡声，一切都安静了下来。这时候，我就又开始感觉到自己突突的心脏跳动声。我被自己的这种反应吓坏了，很担心自己的状况，于是只要周围安静下来，我就不敢独处。我想时时刻刻和他人在一起，这样我就不会特意去感觉自己的心跳。

记得当时我所在的实验室是在学院的顶层，我有一个之前参加过一战的朋友，当时他爬上楼梯和我打招呼。我告诉他：“天哪！约翰，我再也受不了自己了！我已经受够了！”他问我怎么了，我就把自己的情况告诉了他。他听了之后耸耸肩膀说："哦，原来是这样啊，这没什么。你说的那些症状只是神经在作怪而已，我们当时在战壕经常出现这样的情况。"然后他就跟我解释说，我所担忧的那些症状都是由恐惧引起的，是自己吓自己。听完之后，我恍然大悟："原来是这样！那么一直以来都是我自己在给自己找麻烦？"他笑道："对啊！"1个月后，我就完全康复了，还去瑞士爬了山。你看，症状是多么可怕，了解症状的真相又是多么重要。我当时正值花季，整个人生都在我面前摆着，等我去好好地度过。我也取得了那么大的成就，可就是没有认清那些症状的真实面目，面对症状所带来的恐惧束手无策，最后朋友的话才让我恍然大悟。我之前看过了无数医生、专家，但是没有一个人点明这只是恐惧的症状，于是它就变得更加令人恐惧了！

我住在伦敦的时候，还没有恢复健康。我有时候半夜会突然醒来，心跳不止。这时，我就会坐起来，彻夜不敢睡觉，因为我害怕躺下之后就再也看不到明天的太阳了。但是在我的朋友告诉了我真正的病因之后，晚上再出现这种情况时，我就会躺下去，尽量镇静下来，心想："好的，我要睡觉了。要心悸就让它心悸吧，我不在乎。”我就照自己的想法做了，于是第二天醒来之后所有不好的感觉都消失了。后来，我成了一名医生，对前来就诊的焦虑症患者十分同情，因为我感同身受，深知他们经历过怎样的一种折磨。

玛丽安： 我很好奇，请问您当时患肺结核了吗？

威克斯医生： 其实并没有，之后我做了 X 光检查，发现是医生误诊了。我只是扁桃体严重发炎而已，好几个月都胃口不好，吃不下饭，最后体重骤减。

玛丽安： 您的意思是说，在您成为医生之后，您对患者的痛苦就很自然地感同身受吗？

威克斯医生： 对的，当时我因为对神经症患者十分感兴趣而出名，所以当时整个澳大利亚的患者都会来找我就诊。澳大利亚国土辽阔，有的患者会从千里之外的佩斯来到悉尼。所以有时候我会让患者暂时住在我家，有时候三四个患者一起住着。因为对患者来说，住宾馆也不容易。在宾馆里，他们也不知道该做些什么，整天无所事事。所以我母亲就说：“为何不让他们待在咱们家呢？”我记得在之前BBC的节目访谈中也讲过，让患者留住在我家里，也为我详细地了解他们的病情提供了一个很好的机会。但是当时我对广场恐惧症并没有多么大的兴趣，因为我觉得广场恐惧症只是焦虑症的一个特殊阶段的表现而已，我对那些已经确诊为焦虑症的患者更感兴趣。

我还记得有一位姑娘，她是一位来自英国纽卡斯尔市的神经症患者。她在痊愈之后告诉我说："虽然我不是一名医生，但是现在大家都叫我'纽卡斯尔的心理医生'，大家看我竟然痊愈了，所以纷纷来找我获取经验。"

玛丽安：您用到了"痊愈"这个词。

威克斯医生：对的，玛丽安。

玛丽安：您的意思是说神经症可以被治愈吗？

威克斯医生：当然可以，我从来都不害怕说出"痊愈"这个字眼，而且当听到有些治疗师说神经症不可能被治愈，只可能减轻的时候，我感到很伤悲。只要患者准备好带着对病症的记忆生活，并且知道如何在以后的生活中应对疾病复发，那么他就会痊愈的。人的记忆是不会消失的，我们也不可能把患者对疾病的记忆全部冲刷干净，所以在某些症状再次出现的时候，患者会以为自己又陷入了病态。这时候，有些治疗师就会附和患者的意见，说患者还是没有痊愈。很明显，这说明患者和治疗师都没有搞清楚真实状况。我们来打个比方，比如说你失去了你的挚爱（或者分手，或者与你阴阳相隔），当你想起他们的时候，你会悲痛不已，肝肠寸断。但是，即使再痛苦，我们绝大多数人还是会选择活下去啊。我们不可能强迫自己说：“别痛苦了！”我们只能带着心里的伤痛继续生活下去。同理，神经症患者在康复之后，如果症状再次来袭，对自己说“你不许再被病痛折磨了！”也是不现实的，尤其是当患者回想起那段难熬的日子时。回想起之前痛苦的日子再正常不过了，但是这并不代表患者没有痊愈，只不过是对疾病的记忆又在兴风作浪罢了。

玛丽安：我在想……肯定有某些心理疾病是很难治愈的，对吧？当您谈到神经症的时候，您具体是指哪些疾病呢？或者说是什么样的病？

威克斯医生：我指的是焦虑症，包括严重型的焦虑症，或许还伴有恐惧症和强迫症等并发症。这些疾病其实都是可以被治好的。

玛丽安：我也了解到您对疲劳很有研究。

威克斯医生：对。

玛丽安：您说过疲劳可以分为好多种，有身体疲劳，也有精神疲劳。您能再具体详细地解释一下您所说的“疲劳”到底是什么吗?

威克斯医生：神经疲劳是由于人体长时间处于压力之下而产生的。人在持续压力的作用下，会产生以下4种主要疲劳：肌肉疲劳、情感疲劳、心理疲劳和精神疲劳。我想这就涵盖了所有的疲劳形式。

肌肉疲劳想必大家都很熟悉了，但其实肌肉疲劳远不止大家所认识的那么一种，也就是在经过大量体力消耗之后，就像是爬完珠穆朗玛峰之后的那种疲劳状态。当劳累了一整天之后，回到家舒舒服服地泡个热水澡，回想着今天所做的所有事情……这种感觉的确不错，很让人享受。这就是纯粹的肌肉疲劳，而且大家都很沉溺于这种疲劳之后的放松之中。但是，还有一种肌肉疲劳就大不一样了，那就是由神经疲劳引起的肌肉疲劳。这种肌肉疲劳是肌肉长时间处于重压之下造成的。这时候，肌肉根本得不到休息，总是处于紧张状态。但是，如果肌肉永远处于松弛状态，我们也什么都干不了。所以，肌肉必须张弛有度。也就是说，我们在做每一个动作的时候，其实都有两组肌肉在相互制衡。比如，当一个钢琴家将他的手臂放在键盘上准备弹奏时，如果他的手臂肌肉张弛有度，他弹奏出来的乐曲就会动听无比。我们在生活中也会用到同样的道理，但是，如果人体长期处于压力之下，两组肌肉就会失去平衡，其中一组肌肉会比另一组更加紧张。长期处于紧张状态，肌肉就会疲劳，这也就是我所说的神经疲劳造成的肌肉疲劳。一个陷入这种肌肉疲劳状态的人，经常会感觉到颈部肌肉疲乏或者僵硬，因为颈部是最容易肌肉疲劳的一个部位。

情感疲劳也是神经疲劳的一大表现，处在压力状态下，神经会随着时间变得越来越敏感。如果在正常情况下觉得外界有点吵闹，那么在压力下，人们就会因为敏感的神经觉得噪声巨大无比。这也就是神经“敏化作用”。比如当你在房间里面试图聚精会神地干自己的事情时，外面的人制造了一些噪声，这会使你分心。刚开始的时候，你几乎注意不到那些噪声，但是过一会儿后（如果你的神经处于紧张状态），你就会听到那些噪声。就算只是钟表的嘀嗒声或者是很日常的一些生活噪声，在你这里就变成了大到无法忍受的噪声。比如，对情感疲劳患者而言，电影院里的噪声几乎是无法忍受的。这也是他们突然冲出电影院的原因，他们的神经太敏感、太紧张了，所反映的感觉和情感都是夸大了的。当他们看到有些凄凉或者开心的场景时，他们就会感觉到歇斯底里的悲哀或者高兴。有一位神经症患者，在朋友弹奏舒伯特的曲子的时候，她自己跟着曲子唱了起来，而且唱得非常不错。唱完之后，她朋友扭过头来对她说："我觉得你没有什么问题啊，你根本不像你想象的那样沮丧。你唱得再好不过了。"但是她的朋友根本不知道，她的歌声几乎是歇斯底里的。因为当她发现自己竟然在唱歌时，在敏感的神经的作用下，内心的喜悦就被夸大成了歇斯底里的狂喜。所以，在情感疲劳的时候，人的情绪波动极大，上一秒还心情低落，下一秒就异常兴奋。通常情况下，患者对自己的这种状态很是疑惑，很难了解自己的真实情况。

玛丽安：情感疲劳和心理疲劳又有什么差别呢？

威克斯医生：两者大不一样呢。情感疲劳的人情绪极其不稳定，甚至会觉得自己快要疯掉了。一丝丝的不适或者紧张都会让患者痛苦得难以忍受。一次在门诊部，一个患有神经症的学生对我说："我不想学习医学了，我想放弃了。"我问为什么，他回答说："你看到那边的那个老太太了吗？她只是得了支气管炎而已，但是我听着她咳嗽的声音就特别难受，感觉就像是她快要不行了一样。以前我不是这样的，我这是怎么了？"我向他解释道，这是他过于敏感的神经造成的。在听到别人咳嗽的声音之后，他的反应过于激烈，把状况严重化了，让不好的心情变得更加不好，就像是在看一场悲剧一样。

人们在神经过于敏感的时候，通常会对自己所处的状态无比恐惧，而且对自己的状态也一无所知，脑子里根本想不到别的事情。他们就一直想着自己的病症，一直在想，于是就会出现心理疲劳。因为心思整天都放在这上面，于是越想越焦虑。如果一个人不焦虑的话，思考一天都没问题。焦虑使患者变得神经紧张，接着就出现了心理疲劳。学生也会出现焦虑状态，因为他要面临即将到来的考试。如果真是如此的话，那是因为学生的脑负重太大。要是这个学生聪明的话，他就会先把书本放在一边，出去走一走，散散心，等感觉好一点后再回去学习。但是，神经症患者即使在出去散步的时候，还是对自己的状态放心不下，所以散步并没有让他的心情放松下来。他可能会变得烦躁不安，脑子里乱糟糟的；又或者他的思维会变得呆滞，甚至连舌头都会打结。在这种情况下，如果他又神经敏感，以至于总是做出夸张的情绪反应，那么他可能对任何问题都没有应对与解决的能力了。

比如，之前有一位女士去染头发——在那个年代，用的染发剂是那种不褪色的颜料（我觉得它应该是“不褪色的”），理发师一句无意的话给这位女士带来了梦魇般的痛苦：“我希望您头皮上没有任何伤口，因为它会和染发剂发生反应，使您中毒的。”当时那位女士已经深受情感和心理疲劳的折磨，所以听了理发师的话之后，就再也忘不掉了，一直担心自己头上会有伤口。几个月之后，她来找我诉苦说：“不管我到哪里、做什么事情，我都觉得自己中毒了。”她始终无法从理发师的那句话里走出来。心理疲劳患者只要脑子中有一个想法，就会一直思前想后，紧抓着那个想法不放，于是就会更加烦躁。我还记得在最后一次考试之后我大脑疲劳的经历——当时我在短短一个月之内参加了 20 多场考试，简直就像参加了一次全程马拉松一样。当时我已经 42 岁了，参加这种程度的考试实属不易。但是考完试紧接着的下一周我还有个重要的手术要做。当然，我当时因为疲劳出现了一些并发症，于是医院主管就让我休息一下，给我放了 1 个月的假。于是我就去了另一个州的朋友家。在飞机上，我脑子中一直循环着一首曲子，停不下来。那首《轮舞》洗脑式地侵占了我的脑袋，所幸的是，我并没有强迫自己不要去想那首曲子。于是，我一路哼唱着《轮舞》，从悉尼来到墨尔本。其实，这个阶段是强迫症最容易产生的阶段，有很多人在这种情况下都会强迫自己不去想那首曲子，并为自己的状态担心不已，然而这样做只会适得其反。

在澳大利亚有这样一个研究小组，他们建议组员通过思考其他事情来阻止脑子中产生那些奇怪的想法。在我看来，这种方法效果不大。因为你越是克制自己不去想某些东西，你的脑子就越会不自觉地去想。所以当时我随着自己的意愿哼唱《轮舞》，直到变得兴趣寥寥，我自然就停止了哼唱。

玛丽安：要是那些挥之不去的想法是一些不好的想法呢？也要任其出现吗？

威克斯医生：那也没关系，就任其出现吧。之前就有一位美国患者对我说："威克斯医生，我经常会有一些控制不住的奇怪想法。"

玛丽安：要是那些想法是带有暴力性质的呢？

威克斯医生：那也要任其出现。这些想法大多含有恐怖的因素，并不会都像我脑子中的《轮舞》那么简单，那么没有杀伤力。心理疲劳患者脑子里经常会出现一些奇特的想法，仅仅是这些奇特的想法就足以让患者感到恐惧、迷惑。而因为患者无法真正了解自己的状况，所以他们就会觉得自己疯掉了。患者越是这样觉得，自己已经疲劳的神经就会越发紧张，于是恐惧感再次升级。似乎外界有一种什么力量促使患者这么做，更可怕的是，患者内心也会有一种力量在促使自己那样做。其实，患者此时应该做的事情就是，任由它们去，不要太在意它们，只把它们看成是一个疲劳、紧张、恐惧的人的想法而已。这时候，患者千万不要告诉自己“我绝对不要再去想那些奇怪的事情了”，也不要想方设法规避这些想法。患者应该做的是，任那些想法出现，怀着“让暴风雨来得更猛烈些吧”的心情。真的没关系，因为想法就只是想法而已！只要患者了解了神经疲劳是怎么回事，尤其是在自己出现上述情况的时候了解心理疲劳是怎么一回事，就不会受到惊吓了，这也就是通往健康的第一步。就像是有 2 个小人在自己的心中，一个神经已经极度疲劳，整天神经兮兮；另一个不管出现什么问题，都藐视一切，兵来将挡，水来土掩。藐视、不在乎的态度，正是康复的关键所在。不管是什么病症，只要治疗方法对了——其中就包括彻底的理解，一切都迎刃而解。但是很多患者朋友，包括很多医生，都错误地认为患者只有摆脱所有病症才会恢复健康，重获内心的平静。当然，最终康复之后肯定是没有那些病症了，但是那些病症并不是说消失就消失的。要想恢复健康，就必须对长期以来存在，以后有可能还会出现的那些病症不再那么在意，这样才能慢慢好起来。

玛丽安：那么精神疲劳又是什么呢？是不是说某些人因为没有信仰，所以精神空虚，因而出现精神疲劳？精神疲劳到底是什么呢？

威克斯医生：我所说的精神疲劳和宗教信仰没有任何关系。我在这里所说的精神疲劳是指神经症患者认为自己已经到了一种穷途末路的境地，长时间以来，自己已经为了康复付出了那么多的努力，但还是不见效果，所以患者这时候不只身体疲劳，而且失去了信心，内心似乎有一个微弱的声音告诉自己："为何还要继续下去？还是放弃好了。"虽然说，我们人人骨子里都有一种不放弃的精神，总会有一股力量在人生低谷的时候推动自己前进，但是，当一个人因为神经症的折磨到了一种极度疲劳的地步时，内心推动自己前进的那个声音也会变得十分微弱，微弱到没有力气给自己加油打气，这样的人甚至早上起床都没有力气来给自己穿衣。似乎患者体内的精气神已经消失殆尽，已经没有任何可以利用的体能，处于一种完全疲劳的状态，甚至都没有活下去的力量。我把这种疲劳叫作精神疲劳。

玛丽安：那么，当患者真的到了“为何还要坚持下去呢？干脆放弃好了”的地步，我们还能做些什么呢？我的意思是，这时候给患者一个继续活下去的理由或者康复的希望会不会太晚？

威克斯医生：从来都不晚！因为所有人在内心深处，都有对生命的渴望，都有强烈的求生欲望，而且这种欲望从来都不会从我们身上彻底消失，就看我们能否把这种欲望唤醒。当然，患者还是需要一些外界的帮助的。

首先，除了要给予患者继续活下去、继续与疾病做斗争的信心之外，还要告诉患者具体如何操作。因为康复的第一步确实不好走，有可能患者这时候就会走很多弯路。

玛丽安：所以您是如何帮助那些患有您之前提到过的4种疲劳之一的患者的呢？还有，您是如何帮助患有严重广场恐惧症的神经症患者恢复健康的呢？

威克斯医生：玛丽安，我是这样引导他们的。首先，我让他们在这场与疾病的战斗中放弃抗争，这确实是一场战争，但并不是要你去正面抗争。大家可能会问：“在战争中不去抗争，这算什么战争？”其实简单来说，我的意思是，患者首先要接受自己所处的状态。然后，我向他们解释神经疲劳是怎么回事，以便帮助他们消除内心对于自身状况的疑惑；我还会结合他们的具体情况对他们的症状做出解释，这样也可以帮助他们消除内心的疑惑。比如，我会告诉患者心脏狂跳只不过是因为他们自己过于敏感的神经把正常的心跳声扩大化了而已；我还会告诉患者，心跳加速是由肾上腺素分泌过多引起的，而肾上腺素是人体处在压力之下，肾上腺分泌出来的一种压力激素；我还会告诉患者，神经疲劳，包括肌肉疲劳、情感疲劳、心理疲劳和精神疲劳，都是因为身体的化学反应而形成的。我希望通过这些解释，患者能对自己所处的状况有一个正确的认识。我的解释加上患者的理解，就是迈向康复的第一步。紧接着，患者应该做好准备，接受自己的状态，在这种状态下保持轻松，不要与疾病抗争。

玛丽安：听起来似乎要让患者忍受疾病的折磨。

威克斯医生：正好相反，并不是让患者忍受。“忍受”

会让人想到一个人咬紧牙关、攥紧拳头的样子。这样只会让患者越来越疲劳，从而使患者越来越紧张。相反，患者应当敞开心扉，坦然接受病症，应该飘然起来，放松自己。这里有一个例子能很好地对此进行说明。有一位女士已经三四年没有出去旅行过了，她决定去加那利群岛（属于西班牙）玩玩。之前我在讲到飘然这个方法的时候，也提到过这位患者。她在去加那利群岛的路上，带着我的一盒叫《去旅行》的磁带。她说，旅途的前几天虽然有一点磕磕绊绊，但是当她到达特那里夫岛后，她甚至可以攀岩了。她说自己都不敢相信自己的状态会那么好，但是有一天晚上她去餐厅吃饭，恐慌感突然袭来。她说："所有之前发病的感觉一下子全涌了上来。"那天的晚餐是她最爱吃的烤火鸡，但她认为自己很难下咽。接着她说："所幸，我想起之前听到您说'要放松，要接受'，所以我就照做了。练习飘然，而不是去与病症抗争。"于是她吃了一些容易消化的蔬菜，到最后喝咖啡的时候，她都一直表现得不错。

玛丽安：接受和飘然是否就是"完全放松"的另一种说法呢？

威克斯医生： 接受和飘然确实包括放松，但是它们不仅仅是单纯的放松，而是“有所为的放松”。我所说的接受是指继续自己的生活,在日常生活中该做什么就做什么。你看，上面说的那位女士并没有立刻冲出餐厅，她还是坚持坐着把饭吃完了。她就是正常地继续着自己的生活。我是说要彻底放松，但这种放松是伴随着理解的，而且在放松的同时要继续自己的生活。比如，你之前一直坚持接孩子放学，现在也应该继续这样做。只不过你在继续的时候要格外注意，让自己的身体完全放松，随时准备好面对发生在自己身上的一切。这就是我所说的飘然的态度。就算只是产生了飘然的想法，也会有所帮助的。所以，患者要时刻以这样的态度去生活。放松固然重要，但是在放松的同时要有所为，对将要发生的事情做好应对的准备。要对自己说：“我要用飘然的办法安全渡过这一劫，而且是自愿地去做，绝对不抗争！”再举一个例子。早上醒来，你感觉疲惫不已，看着自己的衣服想：“我一定要穿衣服吗？”这时候，你应该想：“我不会强迫自己的，我要用飘然的态度来面对。”甚至，你只是一直想着“我要飘然”，也会有帮助的。比如，我之前有一位患者，她是一名空姐，正在进行最终的考核。当时她患有神经症而且十分忧虑，因为有一项考核是要去贵宾室给客人送餐。她对我说："我手都抖成那样了，怎么去给客人送餐啊？"我说："你就以飘然的态度去，记住，要飘然。"考核结束后，她告诉我说："我按照您的方法做了，很成功！我飘然地把汤端给了客人，飘然地把鸡肉端给了客人……我把所有的餐食都飘然地端给了客人！""飘然"真的是一个非常美好的词语，我会一遍又一遍地给患者讲解如何飘然。飘然就像是让自己完全随波逐流，随着波浪一起漂到这里，漂到那里。患者也应该想象着让自己飘然起来。比如广场恐惧症患者——不敢踏出家门，害怕自己会出现恐慌。其实他应该不惧恐慌，让自己飘然起来，甚至朝着恐慌"飘"去，而不是畏缩不前。恐慌感只不过会像一股电流般地掠过你的身体，没有什么可怕的，就让它尽管来吧。就像我经常说的那样，就算它会让你头皮发麻，也要保持飘然的态度。我知道大家会说这说起来容易做起来难。但是我深知，只要你完全接受病症，就能做到飘然。

玛丽安：要是正在和十分重要的人物，比如皇室成员或者上司进行一场会面，这时候手或腿开始不停地抖动。此时，就算对这些症状很了解，知道这是怎么一回事，手或腿依然会抖个不停。我想，也会有即使飘然面对，也无济于事的时候吧？

威克斯医生：这种情况和我们谈的是不一样的。如果你指的是那些高度紧张的人，当处于紧张状态时，他们很容易双手颤抖或者双膝颤抖，或者两者都有，我觉得他们应该学习利用一些不经意的小动作来掩饰自己的手抖或腿抖。我们现在谈的是神经症患者，他们是因为疾病才出现了手抖或腿抖的症状，在患病之前并没有这些情况。对于神经症患者来说，他们应该问问自己什么才是最重要的，如何才能对自己的健康更有益。是该完全接受症状、接受现实，并且有勇气来摆脱疾病的困扰呢，还是干脆逃避现实？如果选择逃避，我想问问：你能逃到哪里？能躲到多远的地方？你能彻底逃避自己的手抖症状吗？要我说，玛丽安，哪儿都不要去。老老实实地待着，手抖就让它们抖吧，但与此同时你要让自己完全放松，而且尽自己最大努力去放松。曾经有一位首相夫人就是因为这个问题找到了我。在会议上，她经常要用最好的瓷器给客人端茶。这时，相较于用漂亮又坚固的杯子时，大家的手都会因为小心翼翼而发抖，弄得瓷器叮当响。当她把茶杯端到客人面前的时候，都能听到瓷器之间的碰撞声。我对她说："你告诉你的客人们，不要在意你颤抖的手了，只要茶好喝就行。"她这样做以后，这种情况真的消失了，甚至大家还拿这件事来开玩笑取乐了。

还有一个叫海伦的姑娘，她是个澳大利亚人。她刚从伦敦飞回来，就立刻来找我了。她攒了一点钱，于是就去伦敦旅游了一趟。但是在伦敦的时候，因为受到一点惊吓，她的双手就不由自主地抖了起来。那段日子很不好过，她在伦敦看了神经科医生，也看了心理医生，但是手抖还是没有被治好。最后因为没有积蓄了，她回到了澳大利亚。在澳大利亚，她因为手抖找不到工作，最后来向我求助的时候，我告诉她："海伦，抖就让它们抖吧。不用管。"海伦问我："这样就可以了吗？"我说："对的，不用管。你只管去工作就可以了，谁在乎你的手是否在抖？你可以告诉老板：‘我很抱歉我有手抖的症状，但是这丝毫不影响我工作。’”她又问了同样的问题：“这样就可以了吗？”我说：“没错。”她说：“要是我在伦敦的时候知道这些就好了，这样我就可以继续在伦敦旅游了。”

还有一位男士，也有同样的问题。他说：“我只能在那种把咖啡装在大杯子里面的餐馆吃饭。要是在某些用那种很小很小的杯子装咖啡的餐馆，我很害怕自己会把杯子打翻，把整个餐台弄得乱糟糟。”我对他说：“别怕，要打翻就打翻吧，尽量洒在杯托里面，不要弄在桌布上就好。”他说：“真的吗？”试过几次之后，他变得不再紧张，在任何一个餐馆吃饭都没问题。

玛丽安：这确实很有意思。之前您说过要“有所为地放松”，您的意思其实是说“不要整天躺在床上”无所事事。但是也得结合实际情况，比如或许有些老年人就是需要花时间躺在床上让自己的体力恢复。所以您是如何判断病人是需要卧床休养还是起来走走呢？

威克斯医生：这是个很有意思的问题。我会教患者自己去判断是否需要卧床休养。我这样做，原因是之前有一位女患者给我来信说，她一度为自己取得的进步感到非常高兴，并在内心对我非常感激，因为她是在看了我的书之后情况才有好转的。但是，她接着说道：“在书中，您说‘白天的时候不要留恋床’。于是我在白天的时候从不沾床，但是现在我真的很累，甚至比看您的书之前还要累，我不得不再次去看医生。”你看，医生对待自己说的每一句话都要格外小心。这位女患者刚刚做完一次手术，所以十分需要休息。但是可怜的她牢牢地记住我说的话，都没有得到应有的休息。我对此感到十分抱歉，因为我并不知道这位患者刚刚做完手术，理应卧床休息。所以我决定还是教患者学会自己来判断是否需要卧床休息吧。

玛丽安：肯定有一些人，他们在心情低落的时候，比起起床面对生活，更想躺在床上。您说这种情况下躺多久才算合适呢？

威克斯医生：这要看他们自己的态度。很多人问我他们应该做多少或者不应该做多少，我觉得这完全取决于他们对待这件事情的态度。例如，如果他们在某天活动过多，第二天感到很累，他们就会想：“管他呢，我昨天做的是有点多，但那又怎样呢？”或者，他们会认为自己前一天做的不够多。不管他们怎么想、怎么做，只要自己觉得合适就可以。所以最重要的还是自己对待一件事情的态度。

玛丽安：您的理论中还有一个很重要的概念，即“等待”。这是因为您觉得最终还是时间能够治愈伤痛，对吗？

威克斯医生：痊愈确实是需要时间的。如果患者使用的方法正确，那么痊愈所需的时间就会更短。神经发生敏化作用之后，虽然没有受到任何物理性破坏（我指的是神经受损），只是在化学性质上发生了改变，我们仍把它叫作受损神经。神经受到物理性破坏时，需要进行治疗以使其复原。神经受到化学性破坏时，也需要用合适的方法使其复原。而神经复原是需要时间的。因此，即使前来就诊的患者对我所说的话全都理解，并且在离开的时候感觉很满意，他们也需要继续练习面对、接受、飘然和等待，因为神经是不可能在一夜之间复原的。在和医生沟通完，满意地回到家后，患者还是很有可能在第二天早上醒来的时候出现那种低落的感觉，甚至还会出现手抖、心悸甚至胡思乱想等神经症的症状，而他们的神经依然处于敏感状态。

所以，我一再向患者强调耐心的重要性，建议他们耐心地等待神经复原。我告诉他们：把自己想象成一只动物，用一根长棍和棍子末端绑着的胡萝卜驱赶着自己前进。要告诉自己："我会跟着胡萝卜继续向前走的，走一点点也是前进。我不会因为什么不愉快而灰心丧气的，我会继续前进。只要坚持下去，最终时间肯定会治愈我的疾病的。"有了这样的心态，就算道阻且长，也会行则将至的。医生就应该给予患者这样的引导，要让患者了解康复道路上的种种荆棘，甚至张开双手去欢迎它们。

玛丽安：欢迎这些"荆棘"吗？

威克斯医生：正是如此，因为正是在应对这些"荆棘"的过程中，患者朋友们才能学会如何处理它们。患者不应该幻想着仅仅和医生聊完，在迈出诊室的那一刻，疾病就能立马消失不见。虽然这种情况是有的，但是极少无比。其实，我倒是希望我的患者能遇上些"荆棘"，因为据患者反映，这样他们就可以学到更多，变得更加强大。我告诉他们，在病症来袭时，他们在想"唉！病症怎么又找上门来了呢？"的同时，也要告诉自己："好的，这又是一次自我锻炼的机会。”于是遇见的“荆棘”越多，他们就能把我教给他们的方法掌握得越好。同时，这也是一个培养内心正确声音的好机会，这个声音会告诉自己：“没事的，老伙计。你之前经历过这些，你了解这是怎么一回事，你也知道解决的办法。”每当患者将要跌入疾病的深渊的时候，就是这个内心的声音将他们拉回来，它就像是一个缓冲垫一样。要培养这个内心的声音是需要时间的，所以时间对于患者康复的重要性就不言而喻了。另外，患者还必须理解自己所做的每一件事，不要把自己的康复丢给运气，必须学会自我治疗。我鼓励所有的患者自我治愈，凭自己的努力获得康复，而不是完全依赖我。我希望患者能够应用我教的方法，却不希望他们依赖我。

玛丽安：您在帮助患者康复的过程中有没有使用镇静剂或类似镇静剂的药物？还是说您认为患者根本不必使用它们？

威克斯医生：我很少会使用镇静剂，几乎没有。但是也有些特殊情况，患者需要镇静剂的帮助才会有所好转。大多数患者是不需要镇静剂的，只要理解我对他们疾病的解释就可以了，但是也需要时刻牢记我的话语，直到最终接受自身的症状才行。

玛丽安：所以您在什么情况下会使用镇静剂呢？

威克斯医生：当我发现患者极度疲劳，或者神经极度敏感，不能自我调整的时候，就会使用一些镇静剂。在我退休之前，通常情况下找我看病的患者都已经看过很多心理医生了（我是一名内科医生），也听了各种意见，所以最后辗转到我这里的时候，他们已经很累了。所以我会使用镇静剂来让患者稍稍恢复一下体力，得到些许安宁。如果患者的神经敏化作用十分严重，那么我会让患者在接下来的几周内持续使用镇静剂，而且必须在我的监管之下使用。在停药的时候，我不会一下子就停止，而是会有一个循序渐进的过程。就跟突然戒毒一样，突然停止使用镇静剂也会引起很大的不适。但是如今有很多对镇静剂不甚了解，甚至连用都没有用过的人对镇静剂大加批评。有一天，我们医院在伦敦的一家分院的负责人在和我聊天的时候，说最近社交媒体上有很多对镇静剂的负面评论，他为此感到很痛心，因为对某些患者来说，镇静剂是他们的救命药啊！

镇静剂当然是可以使用的，但是必须适量，以及要因人而异。这里我再强调一下，在使用镇静剂的时候，一定要考虑受众的年龄问题。也就是说，老年患者可能需要服用适量的镇静剂，而年轻患者可能就不需要依赖镇静剂。拿我来说，对于年轻患者，我一般不给他们使用镇静剂，或者希望他们能尽快戒掉镇静剂；但是对于年老的患者，我更倾向于给他们使用镇静剂，也不会指望他们很快就能摆脱对镇静剂的依赖。这是因为，人们在年纪大了之后，身体机能免不了会变差，神经敏化程度也会更高。你肯定见过这样的场景吧：当孙子们吵吵闹闹地去看望奶奶的时候，不管奶奶有多么爱她的宝贝孙子们，不一会儿她肯定会退回自己的卧室去休息。可怜的奶奶啊！要是这位奶奶能使用适量的镇静剂，或许她就能更好地享受和孙子们在一起的时间了。

我觉得镇静剂还是有自己的用处的，尤其是对老年人。毕竟，人到老年，各种身体器官都会出现衰退现象——牙齿脱落、听力减退、视力下降，或许还会失去遇事冷静的能力。

玛丽安：那您觉得住院治疗如何呢？我知道有很多这样的例子，医生在治疗未果之后，劝病人住院观察。住院之后，这些患者要么整天用药物抑制病情，要么在护士的陪同与鼓励下出去转转，以此来恢复乘坐小汽车或公交车外出的信心。您认为，住院治疗怎么样？对于患有神经症的家庭主妇来说，这也是一种逃离来自家人与家务的压力的办法吗？

威克斯医生：对家庭主妇来讲，这不失为一种出路。有时候，住院会给她们带来好处。患者待在家里得料理家务，再加上因为疾病而睡眠不足，或者整天要吃医生给她们开的药，对患者来说也不好受，还不如去医院清闲几天。但是，如果她们身边有这样一位医生，能为她们解释她们身上出现的症状，一直鼓励、支持她们，并且为她们制订出一套康复方案让她们来照做，那么她们也就不用去住院治疗了。然而，这也不是绝对的，得视情况而定。对于一些患者来说，待在医院反而有助于他们康复。如果这所医院有技术十分高超的护士，能够带患者走出病房，到外面去转转，能够理解患者的状况，并且能引导患者去做对康复有益的事情，就是一所很不错的医院了。这些护士不会向患者发号施令，把患者当小孩来对待，同时，也不会过度庇护患者。

玛丽安：但是如果没有像您说的这么好的医院，是否还是不要住院为好？

威克斯医生：这个问题确实不好回答，因为……

玛丽安：没关系的，我以为您会坚决反对神经症患者住院的。那么您认为电击治疗怎么样？

威克斯医生：对于那些已经无法与之正常交流的重度抑郁症患者，电击治疗可以稍微减轻一点他们的痛苦。当然，电击治疗和镇静剂一样，使用时也需要视情况而定，而不是乱用一通。我从来都不主张让焦虑症患者使用电击治疗，我也没有见过使用电击治疗而获得康复的焦虑症患者。但是我见过重度抑郁症患者经过电击治疗之后，有很大的好转，可以恢复正常生活了。如果之后患者能够保持积极良好的心态，很快就能康复。我记得我曾接待过一位意大利的患者，她不幸失去了丈夫，为此整日郁郁寡欢。

她甚至都无法与人正常交流。之后她进行了四五次电击治疗，当她再次和我见面的时候，她已经完全变了一个人，十分乐观开朗。她说，她必须回自家的农场去帮忙收获葡萄，葡萄已经熟透了，家里人手不够。她满脑子都是这些事情，根本没有提及她逝去的丈夫，已经从过去的悲痛中走了出来，继续生活。所以我再次强调，电击治疗必须因患者而异。我们不能盲目地去批判电击治疗。

玛丽安：请问您在治疗患者的过程中，是否也需要给予患者的家人一些支持与帮助呢？有时，家人不理解患者的情况，也对患者的康复帮不上什么忙。所以，帮助患者的家人了解您的治疗方法是否也是治疗过程中的关键一步呢？

威克斯医生：对的，让患者的家人清晰地了解我的治疗方法也是治疗过程中的一大挑战。记得我曾向一个意大利女患者的丈夫解释该如何做。当时，我和他在他们家门口的花园里谈话，我觉得他在认真地听我讲，但是在我讲完之后，他却迷茫地看着我说："但是为什么不吃薯片呢？为什么总是吃土豆泥呢？我想吃薯片！她变得不像是我太太了。”那天晚上，他的妻子给他做了薯片。

玛丽安（打断了威克斯医生）**：**不好意思打断一下，因为您刚刚拉了一下您的衬衫，好像把上面夹的麦克风给弄掉了。

威克斯医生：十分抱歉！好，我们接着刚才的讲。不管怎样，最终我还是“拿下”他了。我说服这位丈夫——也不总是丈夫，但是通常会是丈夫——的方法就是：告诉他，他是一家之主，是家里最有智慧的人，只有他才能协助医生。我通常会对患者的丈夫说我找他是因为只有他才能理解我说的话，但其实，他并没有真正理解，只不过因为我这样对他说，他就觉得自己可以理解。如果医生只是一味地责骂患者的家人什么都不懂，就不要指望他们会懂了。医生只有把患者的家人拉到自己的“阵营”，才能从他们那里获得帮助。这对于患者康复来说很重要。

玛丽安：但是如果在一个家庭里面，父亲或者母亲患了强迫症怎么办？这样是不是就更困难了？

威克斯医生：对的，很难。

玛丽安：您之前谈到过广场恐惧症和焦虑症。但是如果有人患上了并发强迫症，您会如何解决呢？尤其是对于那些患病多年的患者，我知道您是有一套独特的解决方案的，对吗？

威克斯医生：确实有一种办法，我管它叫“领悟”，它确实很有效果。还记得上次我们BBC访谈中的那位患者吗（第二章曾讲到）？她深受强迫症折磨长达9年，用她的话说，她试遍了我在书中所讲的每一种治疗方法，但都没有康复。今年圣诞节的时候，我收到了她的一张贺卡，上面写着：“感谢您给我的头脑带来了宁静。”那是一张十分漂亮的卡片，我把它摆放在我的梳妆台上。

我们应该告诉患者，强迫症是由心理疲劳和情感疲劳引起的，它只不过是疲倦的头脑里产生的一种不断重复的想法而已。首先，我会让患者明白自己病症背后的事实，让他们看清自己的病症。比如，有一位女患者，她在一天之内会清理好几遍家里的冰箱。你想一想，清理一遍冰箱就够累人的了，更何况要把里面所有的东西拿出来好几遍。我告诉她，在冰箱里那么低的温度中，根本没有什么细菌可以存活，所以不用担心它们会伤害到自己和家人。我让她什么也不管，跟着我练习“领悟”。想想在冰箱那种环境中根本没有什么细菌可以存活下来这个事实，就算只想一两分钟也可以。就在这短短一两分钟的时间里，她就能发现一个事实，即冰箱里没有能伤害她的致病细菌。当然，我也知道思考完毕，她立马就会又陷入之前那种强迫性的想法之中，尤其是我不在她身边的时候。因为这些强迫性想法出现得太频繁了，所以它们会自动从她脑海中那些陈旧的痕迹中“嗖嗖”地浮现出来，几乎是自然而然地。我也曾提醒她注意这一点，我说：“就像你每天练钢琴一样，坐下来练习‘领悟’。慢慢地，你自然就会相信并没有什么细菌可以伤害到你。刚开始，我监督你的时候，我能确保强迫症不会侵袭你；但是当我不再监督你的时候，可能疾病就会又找上门来。这时，你要做的就是坚持练习‘领悟’，即使每次就那么两三分钟。长此以往，你就会在脑海中建立起一个正确的看待问题的方法。最后，在你康复之后，你就会发现强迫症只是一种奇怪的想法，并没有多么可怕，你甚至会觉得之前那么害怕很是可笑呢。”

你还记得2年前咱们做BBC访谈节目时的那位女患

者吗？（她当时就诊的医生还建议她做脑白质切除术。）玛丽安，我和那位患者只见过一次面，之后我们都是通过电话和录音带的形式联系的，而且从英国到澳大利亚的国际电话费用非常高昂，但是她最终还是痊愈了。她就是在圣诞节的时候寄给我卡片的那位女士。所以你看，“领悟”是多么重要！

但是，这些患者也很需要一位对“领悟”很认同并且很了解的医生，愿意分析强迫症背后的真正原因，并且能够协助患者坚持练习“领悟”，以确保患者康复。一般治疗师会使用大量药物来治疗强迫症，但其实真正的解决办法是不依赖药物。

玛丽安：我觉得受神经症折磨很多年的患者朋友们，除了会感觉很沮丧以外，自尊心肯定也会受创吧？

威克斯医生：对的，没错。

玛丽安：我记得在您的一本著作中，有一位患者这样问您：“威克斯医生，我的病总不好，是不是因为我没有别人那么坚强啊？”

威克斯医生：当患者的情绪因疲劳而被过分夸大的时

候，他们会对脑海中出现的所有想法做出反应。我在之前的书中也提到过，有时候患者会感觉自己似乎连小孩都不如。这就是为什么有的患者会觉得自己是个软弱的人。他们太容易受他人影响了，太容易因为别人的言论而自我否定，或者自我贬低，于是就不知道自己到底是怎么回事了。思想和感觉之间短暂甚至是一闪而过的联系使患者陷入了困惑之中。就是这种思想与感觉之间的联系，使患者觉得即使是小孩子也比他强。这个时候，患者的自信心免不了会大打折扣，只有通过自己的努力，跌倒了再爬起来之后，自信心才会增强一点点。最终患者肯定会感觉到："这才是我，这才是真实的我！"这种满满的自信感可能只会持续那么几秒钟，随后就又消失不见。这时候，不要着急，要抱着不在乎的态度，自信的感觉消失了，就让它消失吧。只要坚持，最后自信肯定会建立起来的，那时候就不会那么容易就消失不见的。到那时候，患者不仅恢复了原有的自信心，还会获得在困境中能自我拯救的自信心。在某期电视节目中我问一位患者是否开心，她回答："当然开心啦！没有经历过地狱的人，是体会不到天堂的美好的。"

这确实是大实话。同样，只有经历过没有自信的时刻，才能领略到自信心是多么重要。我们不是生来就拥有自信的，自信都是后天培养起来的。很多看起来自信的人其实是自负而已，真正的自信只有通过一步一步的努力才能慢慢建立起来，而且永远不会离开你。

玛丽安：实际上，神经症患者都在与疾病做多年斗争的过程中磨炼出了一股勇气，不是吗？我们也确实可以看到，很多患者通过这场长期的斗争，变得非常勇敢。

威克斯医生：是的，他们确实是我所认识的最勇敢的一群人。他们都是在自己患病的时候与病魔做斗争并且最终战胜了病魔，实在是勇气可嘉。其实，这也是他们获得勇气的一个好机会。我觉得他们也是很幸运的，因为他们懂得了内心的力量是什么，也明白了生命的意义，懂得了什么叫“拼搏”；同时，他们也明白了什么才是人世间的美丽，知道了什么才是真正的平静。

玛丽安：帮助这么多人从疾病的痛苦中走出来一定会耗费您不少精力吧？有这么多人需要您的指导与帮助，您觉得自己压力大吗？您工作了这么多年，有没有感觉特别累？

威克斯医生：不会的，玛丽安。做自己热爱的事情，永远不会感觉到累。在工作了一整天后刚坐车回到家，往往就会有患者打电话过来。我都会先接通电话，和患者讲完才去吃晚饭。而且那也花不了多长时间。你看，我现在已经80岁了，身体还是很健康的，不是吗？

玛丽安：实际上，您到现在还是很忙的，因为您还要写书。您已经出版了4本有关神经症的书了吧？最新的那本叫《更多焦虑症的自救方法》，对吗？

威克斯医生：对的。

玛丽安：您发现没有？现在一些医生也在听您的讲述呢。我知道您的患者肯定会听您的讲话，您也在美国和英国做了不少讲座。您因此都没有太多休息的时间呢。但是您注意到有很多医学专家也在听您讲话吗？

威克斯医生：是的，我注意到了。我经常会收到患者的来信，说医生推荐他们来看我的书；也有一些医生给我来信，要我的录音带。现在，很多精神病医院都在使用我的录音带，尤其是在美国和英国。整整花了20年啊，玛丽安，我的理论才被大众广泛接受。当时，美国恐惧症协会（成立于1980年，1990年改名为美国焦虑症协会，2012年再次改名，即现在的美国焦虑症与抑郁症协会）曾邀请我作为客座嘉宾在年会上讲解我的理论。在座的听众都是心理医生和精神病专家。虽然过了这么久人们才接受我的理论，但是最终只要被大家认可了就好。我的理论被大家认可也是有原因的，那就是这套理论确实会带来很好的治疗效果。如今，在美国和加拿大有很多医院都采用我的方法治疗神经症，英国也是如此。社会上也有很多自发组织的小团体，运用我的方法来治疗疾病，他们也会给我写信来请求我的帮助。最近我收到了一位女患者的来信，我以前给你看过她的照片，是一位很可爱的女性。

玛丽安：您可以在这里给大家再次分享一下那位患者的故事吗？

威克斯医生：好的。她是一位遭受广场恐惧症折磨多年的患者，已经好几年从未离开家门半步。上周她寄给我一张自己在布莱顿海滩上的照片，并且写道："威克斯医生，您看看，这都是您的功劳啊！"这是她患病之后，多年以来第一次去海滩。照片中，她搂着她7岁的儿子，他正低头看着脚底下的海浪。这是小男孩第一次看海，他兴奋地和浪花嬉戏；母亲脸上露出灿烂的笑容。这就是上周刚发生的事情。对的，有很多患者恢复健康之后都很快乐地生活着，所有患者都理应得到这样的生活。

玛丽安： 看到患者这么开心，您自己肯定也很开心吧？

威克斯医生： 当然了，玛丽安，当一个人步入老年后，似乎自己以前有多快乐已经不那么重要了，重要的是这一生你都做过什么事。帮助他人真的是一件非常幸福的事情，能够让你平稳地度过老年生活。一直以来我也受到了很多人的帮助，他们一直在我身边给我无限帮助，尤其是在英国。我要特别感谢3位一直以来帮我干活的人，是他们帮我把那么多、那么重的录音带和书籍运送到邮局，发往世界各地。无论风吹雨打，他们二十年如一日地坚守在岗位上，从未离开。我很感谢能有这次机会在这里向他们表达自己的谢意。其中有一位女士，她负责我们的清洁工作，我习惯称她为“纽特夫人”。十分感谢，纽特夫人，不仅是我，世界上很多人都很感激你！

玛丽安：非常感谢威克斯医生！

威克斯医生：也感谢你，玛丽安，感谢你们给我这次访谈的机会。

第五章

1983 年在纽约市怀特平原医院的讲座

我在第一章中就提到过，我的这一套治疗理论和当时正统的心理治疗不同，不被医生们所接受，而现在（1989 年）它已被广大医生以及治疗师所接受与借鉴。为了实现这个目标，我整整奋斗了 25 年，而且是孤身一人（这里专指理论发展，一路以来在其他方面帮助过我的人很多）。很多时候，当我安慰那些抱怨自己不被家人和朋友理解，感到孤独的神经症患者的时候，我除了会告诉他们和神经症做斗争本就是很孤独的，还会说的一句话就是，研究这一套治疗神经症的方法的过程也是很孤独的。多年以来，我感觉自己就像是女版的堂吉诃德，我的理论就是我手中的那把长矛。虽然我从未怀疑过自己的选择，但我很孤单。

所以，当我得知位于纽约的怀特平原医院对我的理论感兴趣，并且接纳以及借鉴时，我感到十分开心。

正是因为怀特平原医院恐惧症科主任曼纽尔·赞恩和其他心理医生对我的支持，我的作品才会得到大家的认可。我和赞恩医生是在20世纪70年代中期认识的，之后在1977年，我们在纽约举行的一场关于精神病治疗大会上再次见面。自从那时起，我们就成了好朋友，互相欣赏以及学习对方在医学方面的理论与成果。所以，1983年，当我在从英国回澳大利亚的途中得知怀特平原医院邀请我去开一个讲座的时候，我毫不犹豫地答应了。

我的理论也受到了位于华盛顿的乔治城大学临床精神病学的罗伯特·杜邦教授的赞许。我和杜邦教授是在美国恐惧症协会上第一次见面，当时他是该协会会长。这个协会旨在探讨焦虑症以及恐惧症的现代治疗方法。美国恐惧症协会始建于1980年，且发展势头良好，现在它支持的临床分支机构已经覆盖美国各州。

我对以上提及的精神科医生，尤其是对赞恩医生以及杜邦教授表达深深的谢意。

赞恩医生：您好！我是赞恩，也就是本医院恐惧症科的主任，很高兴再次和威克斯医生见面！威克斯医生让我想起我们上次见面还是在 1977 年的会议上，当时我对威克斯医生的见解记忆很是深刻，可惜的是很少有人赞同。当时大家似乎都还没有看到威克斯医生见解的正确性。我觉得威克斯医生真的可以称为精神病治疗领域里的开拓者，值得一提的是，这么多年来，很多来到我这里的患者会提到她。我第一次对威克斯医生的理论有进一步的了解，还是缘于我自己的一位患者。当时我刚从恢复中心回来，整天和身体有缺陷的患者在一起。我正打算以我在恢复中心观察到的情况为素材来做研究，我的那位患者就向我介绍威克斯医生的著作（我记得那本书是《焦虑症的自救》系列的第一本），于是我就找来研读。我真的是被威克斯医生独到的见解以及人性化的治疗方法震惊了。其实我当时对书中内容的理解还是很不到位的。因为我本身作为一名精神病医生，接受过专业技能的训练，所以我深知威克斯医生的方法是独辟蹊径式的，与传统方法不同：她本身就经历过神经症的折磨，所以她说的话都很接地气，而不是居高临下式的说教。她善于聆听患者的心声，对患者朋友的苦痛感同身受，我也明白这就是威克斯医生出色的一点。经常会有患者告诉我说，他们读过威克斯医生的著作，我就问他们："你们觉得如何？"他们回答："我从来都不相信有人会理解我的苦痛，但是威克斯医生说的话句句深入我心。"我对此也非常赞同。今天我们十分荣幸地邀请威克斯医生来到我们医院，和大家一起分享自己的心得体会。就不耽搁时间了，让我们热烈欢迎威克斯医生不远万里来到这里和大家分享自己的经验。

威克斯医生：谢谢您，赞恩医生。在我得知要来这儿举办讲座的时候，我以为是和十来个人一起进行对话与答疑。我想着不用准备稿子，所以就不假思索地答应了。当我来到这儿后，我住在布朗士区（纽约）的一位朋友——这几天我就在她那儿暂住——告诉我说报纸刊登了我要来怀特平原医院开讲座的消息。报纸上说："威克斯医生将来怀特平原医院开讲座，为人们答疑解惑。”我心想：天哪！好隆重啊！我并没有准备任何稿子，怎么办？我是那种通常会在讲座之前把稿子准备好的人。大家都知道比利·葛培理的故事吧？他在他早期的一次演讲中提到，就算自己在某方面有很高的造诣，在有重要人物的场合，他也得提前 5 分钟再次熟悉一下要讲的内容。虽说提前准备不难，但是考虑到在 2 天之内我还要倒时差，所以我就想到了一个办法：我假想我旁边坐着一位患者，她会和我交流，我和她在很多访谈中都一起出现过。我们就假设她的名字叫杰西吧，她就坐在这里（威克斯医生指着她旁边的一个空椅子）。美中不足的一点就是大家看不到杰西的正面，但是这也不会对我们的讲座有多大的影响。（观众被威克斯医生的幽默逗笑了。）

好的，我们现在开始吧。杰西对看医生是抵触的，也不愿意到我这里来，因为她坚信没有医生能够治好她的病。你知道，杰西在看了很多医生无果之后，对看医生产生了抵触心理。（威克斯医生对着空椅子上坐着的假想杰西说：）“杰西，你说对吗？”之后，她丈夫在图书馆无意间看到了我的书，读完之后，心想："这不就是杰西吗？里面说的症状和杰西的一模一样！"所以他就把书拿回家读给杰西听。杰西听着听着，对这本书产生了兴趣，于是就饶有兴趣地把它读完了，读完之后对她丈夫说："我想去见见这位医生！"所以，她丈夫把她送到了我这里来，对吗杰西（威克斯医生对着空椅子说）？当时，杰西坐在我的办公室里，感到十分恐惧，她的手不受自己控制，把手里的面巾纸都撕成了碎片。我用镇静的语气对杰西说："杰西，你听我说，如果现在我有一根魔法棒，你最想让我帮你把什么东西变没？"她说："请让我不再害怕就好了，威克斯医生，我一天到晚都提心吊胆的。而且，我们家除了我丈夫还有 2 个孩子，平时我得照顾孩子，还得做家务，威克斯医生，我觉得我快撑不下去了。以前，我看过的医生都说我很健康，但是我知道我并不健康，我肯定是哪儿出问题了。我真的好累，甚至呼吸都感觉很费劲，早上醒来也没有力气起床。我真的很累，再加上我又整天郁郁寡欢，感觉头上老有一条绷带把我勒得死死的，就算大力士也解不开它。还有小孩子，我们家老二约翰才 2 岁，他只会大哭大闹，搞得我很崩溃，感觉胃里像是被什么东西紧紧拽着不放；加上老大玛丽，今年 5 岁，经常跑得不见人。我想起身出去找她，但是我的双腿好像果冻一般，根本没有力气，甚至一站起来就会跌倒。还有早上起来洗漱的时候，我感觉自己虚弱得都站不稳，随时会跌倒的样子。威克斯医生，您说我会不会突然跌倒在水池旁边？”

威克斯医生（面对假想患者杰西）**：**杰西，你这种状态已经持续多久了？

杰西（由威克斯医生假扮）**：**自从老二出生以后我就这样了，大概已经 2 年了。

威克斯医生：你以前从医院回到家就得立刻去照顾孩子或做家务吗？没有一些休息时间吗？

杰西：对的，也没有人帮我。

威克斯医生：你妈妈没有过来帮帮忙吗？

杰西：我妈当时住院了，正准备做子宫切除手术。

威克斯医生：也没有姐妹们？

杰西：没有，我是独生女。当孩子在晚上闹的时候，我丈夫会起来看孩子，但是最后还得是我来看，因为孩子基本都是半夜饿了才闹。我觉得可能是因为半夜起来喂奶，还有孩子经常半夜哭闹，把我弄成了这样。可是我在想：“我这个样子，是如何照顾孩子的呢？”

威克斯医生：杰西，那现在家里有帮手吗？

杰西：没有。

威克斯医生：你能不能给自己放 2 周的假？先不要管家里的事情了。

杰西：但是威克斯医生，我能去哪儿呢？我哪儿也去不了。

威克斯医生（对着观众）**：**这就是我们的患者朋友杰西的情况。你看，她已经陷入疾病的深渊，自己一个人根本出不来。

杰西：但是，我想告诉您，威克斯医生，我以前根本不是这样的，以前我很能干的——我除了把家里打理得井井有条，还能把 2 个孩子照顾得好好的。我把老二送到幼儿园，之后在接玛丽放学的时候还能把伊丽莎白（我朋友的女儿）一起接回来。但是现在我不行了，玛丽都是伊丽莎白的妈妈每天接送。威克斯医生，我都不知道我该怎么办了。

威克斯医生：就是这些生活中的事情让你觉得力不从心吗？还有什么也让你忧虑？

杰西：还有一些奇怪的想法……

威克斯医生：能举例来说吗，杰西？

杰西：就是有时候我在球场和大家一起看球赛的时候，就会产生一些奇怪的想法。但是威克斯医生，原谅我说不出口……

威克斯医生：没事，你可以的。我不会觉得奇怪的，说吧。

杰西：如果我在街上看到修女，也会产生奇怪的想法。

（麦克风出了一点小问题，后面的观众可能听不到。）

威克斯医生：（向观众重复刚才杰西说的内容。）刚才杰西说她不管做什么心脏都突突地跳。当她洗脸的时候，就感觉强烈的心跳声似乎在撞击着洗脸池。晚上上床睡觉的时候，也会出现心悸，她会感觉自己的脑袋似乎像钟摆一样在枕头上摇摆不停，镇定不下来。她还说，一点点事情都会让她心烦意乱，于是她觉得必须找到自我放松的办法。最后，她发现只有安眠药能帮助她，或者是和贴心的朋友聊聊天也可以，但即使这样，也没有彻底解决她的问题。之后，杰西还跟我说了她真的很累很累，早上醒来都没有力气起床。（威克斯医生看着杰西。）杰西，虽说你丈夫对你还是挺理解的，但是他肯定不理解你为什么总是这么累，对吧？

杰西：没错，威克斯医生，他根本不知道我为什么会这么累，他就是理解不了，没办法。

威克斯医生（转向观众）**：**杰西的丈夫看到家务有很多都没有做，看到床铺不是那么整齐，晚饭准备得也不怎么样，就会想："杰西一天也没干啥，怎么能那么累？"同时杰西自己心里也不好受，甚至有一种负罪感，觉得自己很不称职。我也跟她解释过她出现的那些症状是怎么一回事，比如头痛、胃不舒服、体虚、手抖、肌肉乏力、焦虑、心悸、盗汗，以及早上醒来老有种不好的预感——（威克斯医生转向杰西）你懂我说的是什么意思吧？你以前也跟我说过自己早上醒来会有不好的预感，对不对？还说过你得一直自我安慰，告诉自己并没有什么不好的事情发生，对吧？

杰西： 对的，威克斯医生。

威克斯医生： 我见过很多像杰西这样的患者，所以说杰西的情况是很常见的。他们身上出现的那些症状都是由压力造成的，而且它们通常会以一种奇怪的方式出现。大家也都知道，如果体内的器官正常释放一种具有抗压作用的化学物质，我们是可以承受很多压力的。但要是人体一直处于压力之下，得不到放松，最终这种化学物质会慢慢地枯竭。这时候，人体就很容易受到压力的冲击，并且会出现一些症状。

如同杰西那样的患者，也就是大部分家庭主妇患者，从医院回家的时候，还要带着孩子。她们虽然快累得不行了（或许她们刚刚在医院检测了一下血红蛋白，含量确实有点低），但是在回到家之后，要是半夜孩子哭闹，还是得起来喂奶，这让她们不能保证充足的睡眠。在这种情况下，她们在丈夫去上班后还要独自在家带孩子、做家务……这种情况可想而知。

现在我几乎都忘了自己多少岁了——对的，我都已经

80 岁了。（观众中间响起了掌声。）谢谢大家的掌声！我也很享受大家的掌声，因为我觉得对自己这么大岁数的人来说，我的状态算是很不错的了。（掌声更加热烈。）……言归正传，年轻的杰西为什么这么累？原因是她体内分泌的有抗压作用的化学物质快要枯竭了，而她的身体却十分需要那种化学物质。我也向她解释过这个原因，我告诉她，其实这就是她疲惫的根本原因，她并不是患上了什么心理疾病，也不是变得不正常了。她很正常也很健康，只是体内缺乏那种化学物质罢了，而且她吃得也很少。（威克斯医生转向杰西。）因为你食欲不振，在和家人一起吃饭的时候，家人都会盯着你的盘子，示意你把自己的那份吃完，但是你不喜欢这样，于是你很少和家人坐在一起吃饭，总是独自躲起来吃一点，把剩下的都倒掉。其实食欲不振这点是可以理解的，因为人体的所有器官都是互相关联的，当身体中任何一个器官出现问题时，胃也会不舒服，所以我们就不想吃东西。而这时候正是身体需要食物、需要营养的时候，营养充足，我们的身体才能分泌出那种我们急需的化学物质，从而才有“资本”抵抗压力。但实际情况是，每天你就只吃一点点东西，比如在玻璃杯中打一个鸡蛋，搅拌之后喝下去就完事，对吗？你看，你就没有摄入足够的维生素啊！所以，以后就要多吃点，摄入足够的维生素，我相信你，杰西，你一定可以做到的。

我还向杰西解释了压力造成病症的过程，还有她为什么会产生恐惧感。她会经常性地出现恐惧感，所以体内的神经已经发生了敏化作用，而经历敏化作用之后的神经会使她对各种事物的反应都过于强烈。例如，有个小女孩在傍晚的时候趴在窗口观察她爸爸是否回来了。她爸爸往往会在外面喝得烂醉，然后回到家对妈妈大吼大叫，甚至大打出手。所以，小女孩一旦听到爸爸回来的脚步声，就会吓得立马躲到床底下。即使爸爸还没有进门，只要听到他和邻居说话的声音，小女孩就会心跳加速，迅速躲到床底下。最后，只要小女孩往窗口上一趴，尽管她没有听到爸爸和邻居说话的声音，她都会条件反射似的紧张起来，甚至会出现幻听——似乎听到爸爸关车门的声音。你看，这个小女孩已经被她爸爸吓坏了，神经变得过于敏感，专业点来说，也就是“神经回路带动的强烈反应”。要是神经不会被敏化，也不会被任何激素激活，要是我们不管遇见什么事情都镇定自若，那么焦虑症可能就不会存在了。但事实是，人体的神经不可能不受什么事情刺激，神经回路肯定会带动情绪出现强烈反应。所以那些紧张感就会一次又一次地向患者迸发，从而一丝丝的忧虑就会变成极度的焦虑，恐慌感也随之累积再累积，最后杰西就会被这巨大的恐惧感吞噬掉。这时候杰西的情况就不妙了，一点点细微的情绪在杰西这里就会被扩大化，比如那些之前不会让她动情的电影，现在却能让她泪流满面；而小小的开心就会让她欣喜若狂。人在这时候都会控制不住自己，而且大多数会认为自己疯掉了，其实只是自己的神经发生了敏化作用。极度敏感的神经会让人体内的激素枯竭，从而使人感到精疲力竭、身心俱疲。甚至有些患者会因此产生轻生的念头，因为熬过一天对于患者来说实在是一种折磨。

这些患者只是对自己的疾病十分困惑而已，他们本来是有康复的勇气的，也心存希望，对孩子的爱也让他们想要变好。但是，就是因为对疾病的困惑使得他们面对疾病不知从何下手。他们最希望的就是有一天，能找到一位医生，告诉他们自己到底是怎么了，指导他们如何才能战胜病魔，而不是只给他们服用镇静剂或者抗压药。

对于杰西，我就做到了这些。之后我也没有忘记和所有病人会面时的最后一步——我对杰西说：“现在，在回家之前，请你用自己的话把我想让你做的事情说一遍。”因为在杰西回家之前，我想知道她是否对我所讲的话都准确理解了。如果患者理解了的话，就会说：“您想让我接受所有那些奇怪的想法,同时,也要接着做我该做的事情。”

威克斯医生：对的，杰西。我想让你主动地去接受所有那些想法，不要想着去强忍。因为强忍只会让你更加紧张，已经快要枯竭的肾上腺素就会真的枯竭。杰西，你要做的其实就是放松你自己，比如坐在椅子里的时候就这样往后一仰（这时候威克斯医生自己做了一个示范），并且告诉自己：“不管身体出现什么症状，我都会主动地去接受的。”

杰西：即使是那些脑子里闪现的恐怖画面，也要去接受吗?

威克斯医生：当然要。但是如果你的状态十分差，累得不行，我认为还是应该让别人暂时代替你照看孩子，你可以休息几天。在这种时候，休息对你很重要，它会使你重拾对康复的信心与勇气。在她走之前，我又问了一句：“杰西，明天 11 点 30 分你将会在哪里？”

杰西：那时我会在家里。

威克斯医生（面对观众）**：**然后我就呼叫我的秘书简。在她进来之后，我告诉她：“明天 11 点 30 分请提醒我给麦克阿瑟（杰西·麦克阿瑟）女士打个电话。”当时杰西惊奇地看着我说：“威克斯医生，明天 11 点 30 分你真的会给我打电话吗？”

威克斯医生：一定会的，杰西。

威克斯医生（面对观众）**：**我每天都会给杰西打电话，直到下周我们再次见面的时候。这对我来说只是举手之劳。等下周二她来找我的时候，我就让她试着去街上走走，或者走到街上某一个地点（比如邮局）后再转回来，等等。

还有，在大多数广场恐惧症患者回家之前，我都会让他们去一楼的药店买一包软心糖豆上来。而且我只让他们走楼梯，从不让他们坐电梯去。最后药店老板都摸清了，已经提前把软心糖豆一袋一袋地打包好了。有一天，那个药店老板对我说："威克斯医生，您用药可真有趣！我发现您所有的病人都来买软心糖豆呢！"那些在来我这里之前自认为出不了门、走不了路的患者，经过我的治疗后，都可以自己一个人到1楼去买东西，然后再爬楼梯回到4楼了。

通常，我都会在我的办公室里放一些我自己的书，以便早到的患者在等待期间阅览。还有的患者会把书借回去看，这样等他们下次再来的时候，我就知道我不用再次赘述一些基本概念了，因为书中都有详细介绍。之前，我接待了一位美国患者，他在领事馆工作。有个周五他来找我，走的时候带走了几本书。然后在下周一的时候，他给我打电话说，他是一位和我预约好了周二见面的患者，现在提前打电话跟我谈一下。他说："威克斯医生，我读了您的书之后觉得周二咱们可以不用见面了，因为——我已经好啦！"我说："那就太好了，我一会儿就取消预约。""不不不，先不要取消预约！我老婆因为我都'震惊'了！她想跟您见一面。"（观众爆笑。）

今天晚上我本没有打算要做演讲，所以没有准备演讲稿，实际上也没有进行任何演讲。但是，通过我的这个情景再现，希望大家能够从杰西的案例中有所收获。现在大家可以向我提问，我会一一作答。

观众提问环节

观众：威克斯医生，刚才您正准备给我们讲杰西的一些奇怪的想法，但是麦克风出问题了，我们这边没听到。能请您再说一下那究竟是一些什么样的想法吗？

威克斯医生：是吗？哦，对，我记起来了。其实就是一些奇怪的想法。你想，如果一个人整天把心思都放在自己身上（神经症患者就是这样），他的思想肯定会有些奇特。实际上，患者也在琢磨自己的想法到底有多奇怪。他们会想："我是不是疯了？我怎么可以那么想？我还会变得更奇怪吗？"任何东西在他们眼里都变得很奇怪。比如，看到女人鼻子底下有一点点阴影，他们就会认为那是胡子，然后心想："那个女人是男人假扮的！"生活中的一点小事情在患者那里就会变得异常戏剧化，然后患者就认为"我或许真的疯掉了"。所以，神经症患者不要相信那些想法是真的，就像你在看一部悲伤的电影时，因为敏感而大哭不已，你看到的事物都变得怪诞不已。要坦然地去接受它们，不要害怕，它们只是一些想法而已，对它们的恐惧会阻碍你的康复。

既然说到患者会产生奇怪的想法，在这里我也想说一下患者在康复的过程中会产生的另外一种奇怪想法，那就是：当患者感觉自己正在好转，内心宁静下来时，会觉得，这种变好的感觉来得太突然，让人有点不适应。有位女患者就说："我倒觉得我更适应患病的状态！现在这种宁静，期待发生点什么的气氛，让我有点不自在。"她让我想起了我在爱尔兰乘坐火车时遇见的一个当地的小女孩。当时阴雨连绵，已经下了好几周。那天突然天空放晴了，于是我就把我的座椅往有阳光的地方挪，而那个小女孩却和我正好相反，哪儿没阳光她就往哪儿去。她满脸歉意地对我说："我讨厌阳光！太阳出来真是让我不习惯！"神经症患者的恢复过程和阴雨连绵之后出太阳是一个道理，患者可能对自身渐渐恢复的状况有些不适应。这时候千万不要回避，而要这样想："我绝对不会像那个爱尔兰女孩那样，我不会逃避的。"不要害怕，这时的宁静就像是雨后的阳光一样，要学会享受！

患者在康复过程中可能会出现不适应，有时候甚至会想："康复之后我要承担那么多的责任，我觉得我做不到，我都不想康复了！"患者这样想，是因为他们觉得自己仍处在患病状态中，还没有完全康复，他们觉得自己不能面对康复之后的一系列事情。但是不要害怕，康复并不会像大家所想的那样带来很多压力，而且短时间内迅速康复的例子也屈指可数，通常情况下康复是需要大量时间的。就像我刚才提到的那样，这个过程中患者可能会出现一些不适应，但是患者也应该接受康复过程中的每一种感觉。要知道，每一天你都在变得更好，康复的根基每一天都在增强，你建立的这个根基在经历所有奇怪的感觉之后就会发挥作用，也就是那些经历让你变得更加强大，直至康复。

康复之路上的障碍其实就是最坚固的根基。所以，当你遇到障碍的时候，千万不要灰心，要知道，它们是康复的基石，会使你变得更加强大。你遇到的每一个障碍，都是一次让你好好锻炼自己的良机。只有通过自己的努力最终克服障碍、走向康复，到最后不管还有没有障碍，对你来说都已经变得无所谓的时候，你就真的康复了。

当然，也不要被我所说的障碍吓着了，我现在就告诉大家具体如何应对这些障碍。会有这样一种情况：在你认为你已经康复之后的很长一段时间里，当你面对某些压力时，你还是会出现以前的那些症状，它们让你再次想起你曾是个神经症患者。这时你肯定会惊慌失措。你本以为康复之后就再也不会出现以前的那些症状了，但事实并非如此。面对这种情况，千万不要惊慌，也不要逃避。但事实上大部分人会乱了阵脚，我见过很多。要是我正好在他们身边的话，我肯定会大喊："请保持冷静，别被'吓跑了'！"请仔细看看情况，你只是出现了一些紧张的症状罢了。当你突然听到一个好消息的时候，你也会出现这些症状的。比如，当你得知女儿在学校表现优秀，门门是优的时候，你也会心跳加速的。只不过，在不同情况下，它们对你的意义是不一样的。在紧张的时候，安静下来，仔细地分析一下自己到底是什么症状。等到看清楚只不过是以前的老症状又袭来的时候，不要惊慌，不要被吓倒。这也就是赞恩医生教给大家的“情景疗法”——不要被症状吓跑，冷静下来仔细观察，然后再解决问题。弄清楚之后，就要做好完全接受的准备。不管症状会持续多久，都要坦然接受，直到症状慢慢消失，它们对你已经不再那么重要。康复的关键正在于此，而不是症状突然消失。在症状来袭的时候，你可能会突然产生这种感觉：“我很了解它们，我之前就经历过，我知道它们并没有那么可怕！”这时候，康复的阳光就会照耀着你，康复之路就会在你面前铺就。

在大家提出下一个疑问之前，我想先给大家讲一个在多伦多的一家医院里发生的故事。当时，那家医院的主管写信来说：“威克斯医生，我们想把您的某些话语印在将要分发给患者的圆珠笔上，在此询问您的意见。”我觉得“这个主意不错”，就答应了。后来，他们还送给我一支圆珠笔，上面印着：“让你产生恐惧的事情和地方，都隐藏着康复的希望。”事实就是如此，并不是说你逃离自己害怕去的地方的能力越强，就会康复得越快；也不是说你尽可能毫不恐惧地走出家门越远，就越接近康复。如果你想通过这样的方式获得康复，那就大错特错了。康复的希望其实就隐藏在你害怕的东西上，而你要慢慢学会对那些东西不再那么在意，这样才会康复。你要相信自己什么都可以做到。尽管手抖、盗汗、心悸，只要你怀着一颗主动去接受所有这些症状的心，做什么事情都不会受到它们影响，那么你照样可以做好每一件事。所有神经症患者都要把“主动接受”几个字牢记在心。

在大家提问之前，我还想再说几句。我已经讲到了很多关于不同症状以及奇怪想法的案例，现在我还想更详细地说一点，那就是伴随着神经症症状出现的一些体验。这些体验不仅外现为症状，还是一种优柔寡断、缺乏自信的心理，一种内心无比空虚的感觉（威克斯医生指着自己的心脏）。因为遭受了那么多症状的折磨，患者早已没有多余的心思去关心日常生活中的其他事情，全身心都在自己身上，但是自己内心又感到无底深渊般的空虚。我认识一些患者，他们试图摆脱这个陷阱，于是开始疯狂地数数——

1，2，3，4，5……试图想一些与自己无关的事情。唉！可怜的患者朋友，总是试图玩一些小把戏。你们一定会被这些人的处境所震惊，他们中间不乏一些大名鼎鼎的人物。不管是谁，只要处于患病的痛苦中，都会觉得自己疯了。而要想康复，最关键的一步就是：不要去抗争，一定要泰然处之。让脑子里的想法“自由飞翔”吧，不要强迫自己做一些不想做的事情，这样你的神经才会不知不觉地放松下来，只有放松下来之后，思维才会再次活跃起来。大家都知道劳累会使人的思维呆滞，我在最后的医学考试后也经历过这样一段时期……（有位观众打断了威克斯医生。）

观众：请问威克斯医生，与心理原因相比，您认为有多少是内分泌失调造成的？

威克斯医生：我觉得在很大程度上，神经症是首要原因，其次是内分泌失调。而且，神经症被治愈后，内分泌失调会自动好转的。

这里我所说的神经症是指焦虑症（不管是否伴随恐惧症和强迫症），不包括那些由内分泌失调造成的某些疾病，比如躁狂抑郁症和产后抑郁症。有很多来自美国的患者朋友给我写信求助，说他们之前是靠镇静剂和抗压药物来解决自己的内分泌失调问题，并且医生告诉他们可能他们的余生都得依赖药物了。但是我向这些患者解释了他们疾病的真实情况，并且为他们制订了相应的康复计划，之后他们不依靠所谓的药物治疗，也最终走向了康复。所以，在这里我再强调一次，只要神经症治好了，内分泌失调问题随后就会自动得到解决。

观众：威克斯医生，请问您可以再次解释一下精疲力竭是怎么回事吗？您之前也说过，杰西，那位隐形的患者，出现过这种情况，或许是因为刚生完孩子，或许是因为别的什么事情。我们当中也有很多人有这个问题。您可以简单谈谈您是如何帮助这样的患者的吗？是让他们加强锻炼、注意饮食呢，还是说和他们好好聊聊呢？也就是说，如果有位患者对您说："我已经没有任何力气了，我没救了。"您会如何做？

威克斯医生：首先，我会找出患者如此疲惫的原因。

因为有很多因素都会造成疲惫，比如贫血症、甲状腺功能亢进症、甲状腺功能减退、糖尿病、肺结核等。首先要对患者做一个全面检查，如果没有发现器质性原因，那么我就会进一步求证患者是否正处于某种压力之下，比如家庭给他们带来的持续性压力——天天和一个令人担忧的人生活在一起，肯定会身心俱疲的。又或许是其他家庭原因导致的担忧。总之，担忧这个因素不可忽视。整日无忧无虑、开开心心的人，是很难体验到精疲力竭的感觉的。所以，第一步就是查清楚患者精疲力竭的根源，只要发现了问题的根源，其余的就很好办了。要摄入足够的食物和维生素，不需要过量，只需适量就好。然后，注意不要再像以前那样躺在沙发上无所事事，最好出去走走，就算刚开始需要别人扶着或者是需要拐杖的帮助。当患者走出家门，来到大街上的时候，他们的内心会油然生出一股自信，于是你会发现患者在没有外在帮助的情况下也可以出去了，而且能做一系列在以前看来是不可能做到的事情……信心真的是一个很神奇的东西——只有通过努力，才可以获得自信、增强自信，努力和自信是相辅相成的。

信心是要靠自己获得的，只要是做自己感兴趣的事情，就算是已经感到精疲力竭的人，也照样可以做得很好。拿我自己举个例子吧。以前我做过一次大手术，做完手术之后我必须尽快回到工作岗位上继续工作，根本没有休养的时间。做完手术我得回自己的房间——当时我的房间在山顶处，我站在山底下，心想：“我怎么才能上去呢？感觉自己浑身没有力气，我肯定上不去的！”因为那次手术真的耗费了我不少体力，我差点再也无法从手术台上下来。当时他们给我进行了2周的静脉注射，这对于静脉注射来说时间确实是很长。之后，我的体重就骤减，但是不管怎样，那晚我还是拼尽全力地回到了房间。我回到卧室之后，秘书端来一杯咖啡，还有一些烤饼，让我吃。大家知道吗？在那段时间里，一天的傍晚到来之时，尽管我已经工作了一天，但我却感觉状态良好，反倒是早上起床后我会感到特别疲惫。1周之后，我的情况就好多了。2周之后，我就痊愈了。如果当时我不去工作，整天躺在家里，把心思都放在自己身上——“我到底能干些什么？这个可以做吗？那个可以做吗？……”那么我可能就只能想想了，什么都做不了。不知道我这样的回答是否能让你满意？

观众：您的回答很棒！我想很多人听了您刚才的故事都会获益匪浅的。

观众：威克斯医生，您能给年轻人提一些关于如何面对自己恐惧的东西的建议吗？您说过，实现康复的最好的办法就是面对自己害怕的东西，但是我的一个朋友实在是太害怕了，根本做不到，您说他应该怎么办？

威克斯医生：他今年多大了？

观众：19 岁。

威克斯医生：之前他没问题吧？

观众：以前很健康。

威克斯医生：患病多久了？

观众：应该有 8 年了。

威克斯医生：已经 8 年了啊？我觉得他需要一个对他的疾病有深入研究的医生——能发现他的问题出在哪儿，

了解他在想些什么，了解他对自己的状态的看法，并鼓励他重拾战胜病魔的信心。之前我治疗过一个有类似情况的女孩，她以前在一所精神病医院治疗，但是无果，最后医生建议她回家，说根本没救了。后来，这个女孩来到了我这里。我每天早上都去接她，带她去我的诊室（当时我是一名内科医生），甚至有时候在周末也如此。经过 1 年的治疗之后，这个女孩恢复了正常生活，并且找到了一份打字员的工作。虽然她患有风湿病，但是这并不影响她使用打字机。还记得之前，在我第一次见到她的时候，她躺在床上，甚至都不愿意看我一眼。她虽然按时吃饭，但是不想做任何事情。最后，我凭借自己的耐心，说服了女孩接受我的治疗。现在，那个男孩如果能遇到一位有耐心且非常愿意帮助他的医生，能够说服他做些什么，那么他一定会康复的。但是问题就出在这里了，现在我只能建议你为他找一个能给他特殊关照的医生，恕我不能身体力行，非常抱歉。

观众：请问威克斯医生，在出现很严重的恐惧画面闪现状况时使用了镇静剂，这样会不会对康复有所影响？

威克斯医生：情况因人而异……我一直都在强调镇静剂的使用是因人而异的。患者老是去那种让自己产生恐惧画面闪现的地方，用俗话说就是“把自己的头往石头上碰”。如果累了，就不要再去折磨自己，最好还是借助镇静剂让自己休息一下。有时候就只需要短短的一天，或者是好好休息一晚上，患者就能恢复体力，并且重拾康复的信心！这就是要使用镇静剂的原因所在。但是有时恐惧画面闪现对于患者来说还是挺有必要的，因为只有在这个时候患者才能学会飘然，然后看清楚那些恐惧感的真实面目，从此以后就再也不会害怕。换句话说，就是它能让你掌握面对恐惧闪现的方法——放松自己的身体，彻底地接受所有的症状。我之前也说过，康复其实就在苦海般的病魔的另一面，而不是患者现在所处的这一面。所以，我才一直说使用镇静剂要“因人而异，不可乱用一通”。

观众：请问威克斯医生，我妈已经患恐惧症长达50年之久，您说像我妈这样年龄的患者想要康复还有可能吗？

威克斯医生：肯定可以的，只要救治方法正确就没有问题。她平时一个人在家吗？空闲时间都做些什么呢？

观众：对的，她一个人在家。

威克斯医生：那你母亲的压力还是挺大的，你最好给她找一位耐心的医生来帮忙。如果你能让你母亲多出去走走，和其他人多交流交流，那就更好了。照你母亲的情况，多和他人沟通是很有必要的。开始阶段，最好每天都和别人聊聊天，不应该整天待在屋子里不出来。

观众：她会经常和别人打电话。

威克斯医生：但是和她打电话的人都是什么样的人呢？他们乐观、积极向上吗？他们会不会对你母亲有所帮助呢？你认为他们能帮助你母亲找一群聊得来并且对她病情有好处的人吗？

观众：我母亲不太喜欢和陌生人聊天，她更愿意和家里人共处。

威克斯医生：你看，你母亲已经习惯和家里人在一起，而不喜欢和外界交往了。她和你们住一起吗？

观众：没有住在一起。我父亲去世以后，我母亲就独自生活了。

威克斯医生：我觉得，如果能和很多同样年龄的老人住在一起，你母亲会好很多。之前我有一位患者，刚开始她很抵触去养老院，但是最后我说服了她。后来，我抽空去看她的时候，她说："你为什么不早一点把我送到这里来？在这里每天都有人陪我玩桥牌。"所以对于你母亲的情况，我就在想是不是也送到养老院会比较好一点——我并不是指那种除了吃饭睡觉不让干任何事情的养老院，而是那种充满生活气息，每天都有各种活动的养老院。反正，让她独自生活一定没有任何好处。

观众：请问威克斯医生，广泛性焦虑症和恐惧症的区别是什么？

威克斯医生：广泛性焦虑症就是指，不管在哪里，不管看见什么东西，都会感到焦虑。有时候面对某些恐惧也会产生焦虑，但是在战胜了某个特定的恐惧源之后，紧接着又会在别的地方再次被它吓到。如果无法解决神经敏化的问题，患者将永远处在一种焦虑状态中，不管干什么都摆脱不了。而恐惧症是针对某种具体的东西或者情况才会产生恐惧心理，比如害怕蜘蛛、害怕猫等。两者区别还是挺大的。

观众： 您觉得激素和神经症包括恐惧症之间有联系吗？

威克斯医生： 激素分泌失衡肯定会对人体造成很大影响的。尤其是在孕妇产后，这种变化更明显。

观众： 我感觉我在生完孩子之后就出现了一些神经症的前兆，您说我应该怎么办？要摄入更多的维生素吗？

威克斯医生： 我认为，你应该多吃点有营养的东西，与此同时要明白自己处在一个什么样的境地中，并且相信自己一定会安然度过这段时期的。理解自己的病情很重要，有一些和你谈心的朋友也同样重要。同时也要去看医生，和医生聊聊自己的产后情况。因为产后抑郁症是一种独特的神经症，需要一些特殊的治疗。

（赞恩医生想要插几句话，威克斯医生点头示意可以。）

赞恩医生： 我总结一下，威克斯医生的主要意思就是，对自己的病情有一个透彻的理解十分重要。平常我们常说

“激素”呀，或者讲“心理学”啊，其实对于普通患者来说没有多大的意义。因为患者在讲到一些不好的事情快要或者正发生在自己的身上时，体内的激素难道不会发生变化吗？患者可以丝毫不受影响吗？激素当然会变化，患者也肯定会受到影响。但是，谁知道体内的激素是如何影响患者的认知的？面对问题，患者又会如何处理？而患者的处理方式又会如何影响体内的激素分泌呢？我觉得，不应该单方面地寻找病症的某一个起因，应该系统全面地看待问题。我想威克斯医生的经验也表明，只有勇敢面对病症，尝试着去接受病症，并最终意识到它们并没有那么可怕，才是康复的关键所在。威克斯医生的办法其实就是引导你不要反应过激，因为反应过激势必会导致激素分泌失调，从而使情况更加糟糕。她之前也提到过那些神经过于敏感的患者，竟然因为一点点异常误把女人当作男扮女装的男士。就算是一点点异常，都会影响到患者的正常认知，而这肯定和激素的变化有关。但激素的分泌也会因个人对待事情的态度以及应对问题的方法的不同而不同，所以激素分泌其实是很复杂的。我想，如果患者对这一情况了如指掌，并且能坦然接受事实——激素分泌会因个人的心态而发生变化，他一定会控制好自己，重新回到激素分泌正常的状态。然而，情况并不会像想象中的这么简单。威克斯医生之前也说过，基于对病症的记忆，患者康复之后还有可能再次遭受病症的侵袭，但是这种情况也不是没有办法处理。当病症再次袭来时，患者可以这样想："哦，这些我以前都经历过。威克斯医生也说过，这属于正常现象，并没有想象中的那么可怕。我现在要尽力正确地面对它。"人们对于疾病的记忆也会影响到激素的分泌，所以大家可不能小看它。我觉得现如今的医学界似乎在灌输这样一种思想：理解激素的作用原理，就能完全理解病症。我觉得这根本不可行。激素确实会影响人，但是不局限于单个人，它的影响还会波及整个社会群体，就像威克斯医生说的那样。如果患者遇到像威克斯医生这样的医生来帮他们治疗，那么他们可能就会发现自己的整个系统都仿佛被重塑了一样。这个系统不仅存在于人身上，也存在于我们所生活的社会中，所以我们要学会系统地看问题，我觉得这一点我们还需做得更好。（赞恩医生转向威克斯医生。）我希望您不会介意我插了这么多话，威克斯医生。

威克斯医生： 完全不介意，我很喜欢您刚才说的话。（观众中响起了掌声。）

观众： 威克斯医生，我有时候会出现短暂的昏迷状态（就像是脑短路），感觉周围的一切都是那么地肮脏不堪。我感觉很不舒服，请问威克斯医生，您觉得我可以使用米洛利镇静剂吗？

威克斯医生： 首先，我得弄清楚你所说的这个昏迷状态是什么。你什么时候会出现那种状态？

观众： 每 2—3 个月会出现 1 次，每次会持续 1—2 天。

威克斯医生： 你是说你会一整天都不省人事吗？

观众： 其实也不是大家常说的那种昏迷，我就是感觉看什么都很脏很乱……

威克斯医生： 哦，那其实就不是昏迷，对吗？那只是说你感觉到周围很恍惚，不像现实而已。这可能是由自身紧张所造成的神经疲劳的一种症状而已。至于镇静剂，你也知道，每个医生都会习惯用自己了解的镇静剂。以前，我在还是一名内科医生的时候，用过米洛利，但是不常用。我认为，血压低的人使用镇静剂需要格外谨慎，因为长期服用的话，会造成血压下降。没有调查就没有发言权，因为我基本没怎么用过米洛利，所以也没有资格说它好不好用。但你也知道，我作为一名医生，目标就是治愈患者，而且能少用镇静剂就少用。如果一定要用镇静剂的话，我就只用我比较了解的那几种，因为我对它们已经十分了解了。对于镇静剂，我从来都不敢用患者的生命安全去冒险。

观众：您可以给害怕使用麻醉剂的人提一些建议吗？

威克斯医生：我在想现场有多少人不害怕打麻醉针，有谁不害怕做手术吗？请举手。（举手的人很少。）大多数人都不愿意打麻醉针，也不想做手术，对吗？但是，人一生中难免会遇到需要做手术的情况。这时候，你想知道如何才能不害怕，是吗？

好的，我给你举两个例子。第一位患者是另一位医生的病人，他正在做胃切除手术。当他从麻醉中苏醒过来的时候，他开始尖声大叫，把护士都吸引过来了。而旁边是一位老人，他是我的病人，也需要做手术。当时他对我说："轮到我做手术的时候，我可不想像他那样大喊大叫。"然后我回答说："不会的，比尔，你不会那样的。因为你今天早上已经做完手术啦！"还有一个患者，就是我表妹，她当时要生孩子。下午我去看她的时候，她问我："他们打算什么时候为我做生育手术啊？"我说："早就做完啦！伊娃，你生了3个健康的小宝贝！"（威克斯医生转向提问的那位观众。）你看，打了麻醉剂的人根本就没有感觉，所以你还在害怕什么呢？打麻醉剂的时候十分迅速，效果也非常好，所以不要害怕，打麻醉剂就跟你每天晚上躺在床上将要睡着的时候没什么两样。

观众：请问威克斯医生，您是如何面对愧疚情绪的呢？

威克斯医生：我是如何面对愧疚情绪的？天哪！（现场传来欢笑声。）告诉你，当你80岁的时候，回首这一生，令自己愧疚的事情太多了，有时候就得学着不要那么愧疚。（现场一阵笑声。）有天我打起精神告诉自己："现在我要想一些我做过的好事，来换换心情。"你也知道，到我这个年纪记忆力真的很差，我几乎想不起来一件。最后我使劲想，然后写下来看看。但是，我能想起来的几乎都是自己当时不该做的一些事情。还记得在我8岁的时候，一天，我看到爸爸正和三四个人一起下船，于是我就迎上去问我爸爸要一点零花钱，我爸爸立马就给我了。但他回到家之后，教育了我一顿，说我不应该当着那么多人的面向他要钱，因为这样他不好拒绝我。听了爸爸的话之后，我对自己的行为感到十分愧疚，我现在都已经80岁了，可还是会为当时的行为感到愧疚！当然，玩笑归玩笑，如果之前你犯了滔天大罪，现在你只需明白你已经不是当时的自己，不要再对过去的事情耿耿于怀了。我想，每个人都会做一些令自己后悔、愧疚的事情。如果时间可以倒退，我们是不会那么做的，但这个假设是不现实的。就算时光可以倒流，我们也不敢保证自己就不会再犯错误。所以我认为，成熟就是在成长的过程中接受以前的自己，并且对现在的自己好一点。如果以前犯的错误是可以忏悔的，那就更好啦！那就去忏悔吧，前提是不要伤害倾听你的人。你时刻都要记住，不要一味地向别人倒苦水，也得照顾他人的感受。如果你问我具体如何才能得到原谅，不再愧疚，我可以写一本书送给你。但是今天晚上你肯定不想读书吧，对吗？（现场大笑。威克斯医生转向观众。）大家现在知道到底应该怎样面对内心的愧疚了吗？

观众：有时候我觉得自己还能面对，但有时候就觉得不行。

威克斯医生：只要牵扯到了别人，你就觉得自己难以面对，对吗？但是你能做到的就是对他们好一点，你可以通过各种方式补偿他们。可能最后你会因为老是补偿而感到厌倦，可是现在能做的就剩补偿了。我告诉你，如果你家中尚有老母亲或者老父亲在世，抑或是有某位亲戚患有重病，能对他们好点就尽量对他们好点。因为有句话说“树欲静而风不止，子欲养而亲不待”，真的到那时候你后悔也来不及。我有很多和我年纪相仿的朋友，我们经常给彼此写信或者寄卡片，对彼此非常友好，因为我们不想在对方去世后，才想起应该对对方更好一些。我每次都会在信件的末尾写上一些十分友善的话语，关心一下对方，久而久之，我们之间都对彼此这样了。人之初，性本善，这句话确实很有道理。

观众：请问您是如何定义“完全康复”的呢？

威克斯医生：在我看来，完全康复就是指患者虽然依然会出现患病时的那些症状，包括恐惧等，但是在患者看来，那些症状已经不重要了，患者对它们完全不再在意，这就叫完全康复。因为人不可能永远感觉不到压力，只要有压力，患者就会记起以前的那些因压力而产生的症状。但在症状再次出现的时候完全可以这样想：“哈哈！我知道这个症状，因为我之前经历过！这个症状对我来说已经没有什么可怕的了。”这种状态就说明患者已经康复了。康复并不意味着永远不会再出现之前的症状，而是在症状再次出现的时候，你知道如何面对。请问我的回答你还满意吗？

观众： 请问威克斯医生，如果我已经学会了面对并且处理之前的恐惧症，也就是说之前的恐惧症对我来说已经不是问题了，但是又新出现了一个恐惧症。那么这个新出现的恐惧症会不会更容易解决一些呢？

威克斯医生： 对的，会比较容易解决一些。可能是因为之前的恐惧症比较顽固一点，会在你康复之后时不时地又出现。当老的恐惧症再次出现的时候，你得再次用我教的办法去应对，所以很耗时。而新的恐惧症则不然，你可能很快就会忘记它的存在。但是也有一个问题，如果你忘记了疾病复发时产生的心理恐惧，即使疾病再次突袭，也不要认为“疾病又复发了”，而应该告诉自己，这只是同样的症状反复出现了而已。不要害怕症状的反复出现，通常情况下都是症状的反复出现把患者吓坏了，以至于神经紧张。有时候，恐惧症本身并没有让患者神经紧张，而是对恐惧症的恐惧使然。当然，也有那种确实会对某种东西感到害怕的恐惧症，比如动物恐惧症、恐高症等。还有一些恐惧症表现为对恐惧症本身的恐惧，而赞恩医生的“情景疗法”对治疗这种恐惧症很有效果。你也可以分析自己的恐惧症，分析它到底都包含哪些因素，然后针对这些因素各个击破。行为主义疗法也可以治愈一些恐惧症，比如对于害怕猫咪的患者，可以让他慢慢地习惯看见一些可爱温顺的小猫咪，习惯视线里面有这些小猫咪的存在，等习惯之后，可以让他尝试着去轻轻地摸摸小猫咪，刚开始只是尝试性地轻轻地摸摸。慢慢地，患者就会不再那么害怕猫咪，从而克服这种恐惧症。总之，新出现的恐惧症比较容易治疗，而顽固的恐惧症相对比较难以治愈。因为，对恐惧的记忆是罪魁祸首，而患者对顽固的恐惧症的记忆更加深刻。

观众：恐惧症会让人失去自信，请问威克斯医生，要如何才能重建自信呢？

威克斯医生：只要你用正确的方法治疗恐惧症，自信心会自动恢复的。如果你自己不去努力克服恐惧症，只是依靠外力的帮助，自信心是永远恢复不了的。

赞恩医生：现在，我和威克斯医生的观点是一样的，当我们谈到恐惧症的时候，我们实际上在谈的是人类最根本的东西——想象力。也就是说，威克斯医生能够抓住致病的关键——人类幻想出来的危险让自己惶惶不可终日。如果你独自面对这种情况，产生恐惧的感觉，但却不明白这种感觉是从哪里来的，也不知道自己对什么感到恐惧，那么你很可能会对恐惧本身感到恐惧。所以我认为，要治疗恐惧症，第一步就是要让患者明白他不是一个人，而且这种疾病是可以被治好的。威克斯医生已经在很久之前就开发出了自己的一套治疗方案，现在其他医生在她的治疗理论的基础之上又发展出了新的治疗方法，或者增添了一些自己的新见解。总之，大家要知道恐惧症并不可怕，是有治疗的办法的，而且我认为在今后的 10 年之内，在治疗神经症领域我们一定会比以前有很大的进步。

威克斯医生：谢谢您的总结，赞恩医生！现在是晚上 9 点 45 分了，也到结束的时间了。再次感谢赞恩医生！

赞恩医生：（观众的掌声久久不息。）感谢到场的各位来宾！当然还要感谢我们的威克斯医生，以及她的关于神经症的作品。威克斯医生的观点、经历以及知识会指引并且帮助我们生活得更加幸福，谢谢您，威克斯医生！

第六章

1986 年在纽约市怀特平原医院演讲后答疑

在我从英国伦敦回澳大利亚的途中，我再次被邀去位于纽约州布朗克斯维尔村的怀特平原医院做演讲。当时我正好带着《焦虑症的自救》系列书的第四本手稿，几个月之后这本书就会在美国出版发行。所以我打算挑选手稿中的几段读给大家听，让大家一“听”为快，并且回答观众提出的疑问。然而，现场的观众似乎都等不及我读完（甚至有些躁动了），就想提前进入答疑环节。当时我征求大家的意见——是否想要直接进入答疑环节，大家都一致赞同。

威克斯医生：大家都想听我讲，不想听我读了是吗？

观众：对的，请开始答疑环节吧！

威克斯医生：好的，那么谁想第一个提问呢？……（现场比较安静。）……该你们了哟。

观众：我想听您再讲解一下关于手抖的问题。我也理解您说过的要接受自己的症状，不要刻意去掩饰自己的手抖，而要该做什么就做什么。但是我有一点还是没有明白，就是只要接受了自己的恐惧感受，手抖就会停止吗？

威克斯医生：如果手抖是神经紧张引起的，那么接受的态度就会让你恢复正常。首先，我来跟你说一下身体颤抖到底是什么。身体颤抖其实就是一种神经反射而已。如果我轻轻敲打一下自己的膝盖，我的小腿就会自动往前踢，这就是膝跳反射。膝跳反射就是一种典型的神经反射，其原理是膝盖处肌肉的神经末梢受到外界施加的压力后，把这个信号发送给了脊髓，脊髓收到这个信号之后又向膝盖处的肌肉反馈了一个"弹跳"的信号，于是就产生了膝跳反射。其实，手抖和膝跳是同样的道理，手指上的指关节就相当于是膝盖。当你感到悲伤、害怕（尤其是害怕手抖）时，体内的腺体就会分泌出压力激素。手指关节处的神经末梢接收到压力激素后，就会做出抖动的反应。由此可以看出，手抖的根本原因是压力。那么，要怎么治疗呢？首先要做的事情就是减压。那如何减压呢？答案就是：不要再去关心自己是否手抖，因为越是担心，体内腺体就会分泌越多的压力激素；如果不在意的话，腺体就会停止分泌压力激素，这样指关节处的神经末梢也就不会被激活，也就不会出现手抖的情况了。

观众：也就是说，我不理解之处其实就是这个生理上的反射弧，对吗？

威克斯医生：对的，你之前没有弄明白手抖的原理，我希望你现在完全理解了。理解之后事情就好办了。

观众：您说过“接受”很重要。我想问的是，那些十分可怕的想法也要全都接受吗？该如何接受那些不好的想法呢？

威克斯医生：你要这样想——看它能坏到哪里去。我这并不是在开玩笑，你想想，你很害怕那些不好的想法会出现，一旦出现你就会想：“天哪！我竟然会那样想！”这时候，你的内心似乎被恐惧感刺激了一下，吓得你一阵哆嗦，于是你可能就会心想：“完蛋了，我一定是疯掉了。”如果是这样的话，那就让自己疯掉吧！做最坏的打算，能想多坏就想多坏，但是你要记住一点，那就是你脑子里的那些都只是想法而已。不要让这些不好的想法把你吓坏，不要逃避，也不要强迫自己不去想那些不好的想法，该怎么样就怎么样。之前，有一些女患者就因为这个问题来找过我，说自己只要产生一些不好的想法，就会感到罪恶。她们因为这个问题很是苦恼。其中有一个女患者说，一定是恶魔在引诱她。我告诉她说：“不要逼自己不去想那些不好的想法，不要害怕去想，就让它们来吧。它们没有什么可怕的，只是一些想法而已。尽可能往坏里想，并把那些想法理解为自己疾病的一部分。因为你的神经还没有去敏感化，一点点的异样都会让你产生强烈的反应，所以那些想法对你来说仍然很可怕。”你知道，其实对于大多数神经症患者来说，康复过程中要面对的最大困难就是自己长期以来难以改变的一些想法，一些自己吓自己的奇怪想法。你觉得我的回答对你来说有帮助吗？

观众（边想边小声嘀咕）**：**很有道理，十分有帮助。

威克斯医生：很好。现在我想说的是，其实大家都犯了同样一个错误，那就是总认为“我不可以有这种想法，我必须做点其他事情来转移自己的注意力”。这种方法是很难帮助患者从原来的思维习惯中摆脱出来的，它反而会给患者造成压力，让情况变得更加糟糕。患者其实应该放松下来，把那些对自我的想法看作是一般想法就好了。正常情况下，大家在做事情的同时肯定会关注自身的——把10%的精力用在自己身上，90%的精力花在要做的事情上；只不过，神经症患者由于已经习惯了关注自身，所以在做事情的时候，会把90%的精力用在关注自身上，只把10%的精力用在事情上。要我说，这样也没关系。就像短跑比赛里面的运动员在到达终点的那一刻根本无法停下来，而要等到惯性渐渐消失才能够停下来一样，患者的那种习惯也是有惯性的，要顺其自然，直到它慢慢消失。为了改掉那种思维习惯，患者可以这样做：不管是什么想法，都要接受，就把它们当作普通想法，而不是某种让你害怕的想法。只要能够做到这样，你就会发现你慢慢地不再关注那些想法了。我举一个提灯人的例子来具体说明一下，我在之前的书里也提到过这个例子。在农场里住着一个学生，他是一位神经症患者。有天晚上，一位邻居来拜访他。这位邻居手里提着一个灯笼，在门口和他说话。这时，一阵风吹来，把邻居手里的灯笼吹得摇摆不停。这个学生就被灯笼吸引住了，突然不知怎么的，他感觉像是心里的一片乌云飘走了一样。他恍然大悟：“原来真正让我心烦的不是我的那些想法，而是这个习惯，总是会不自觉地浮现这些想法的习惯。”他清楚地认识到，如果他能对其他东西产生兴趣，那么自己的这种习惯是可以改变的，而且它也不再那么重要了！但是，在邻居离开之后，那片阴云似乎又笼罩了过来。神经疲劳就像是挡在患者和现实之间的一层帘幕，又让这个学生不知所措了，但是他又仔细想了一想，于是采取了不予理睬、耐心等待的办法。第二天，那层帘幕果然又拉开了，一切又变得明朗起来了。几天来，这种现象反复出现，但这个学生发现了这种规律，不再对此耿耿于怀，反而释然了。他最终找到了摆脱以前那种习惯的秘诀，那就是不耿耿于怀，让习惯变得不再那么重要。而找到这个秘诀的第一步就是让自己放松。请问还有问题吗？

观众：威克斯医生，我总是会有这样一种感觉，就是感觉有人在把我的眼皮扯大，一直在扯，扯得不能再大的时候才收手。而这样的感觉让我很有压力，请问我应该做点别的事情来转移注意力，试着不要去那样想吗？

威克斯医生：不要这样，千万不要按你想的那样做。如果你那样做，其实就是在逃避。而逃避正好说明你很重视那种压力，你在日常生活中会不经意地表现出对它的恐惧。我知道，这是一种对那些想法的恐惧想法，它们是相伴而生的。但是，当你尽力把自己的眼皮扯到最大时，你是不会感到担忧的。如果你无法将自己的眼皮扯大，才真出问题了呢，不是吗？因为那就证明你身有残疾。其实，扯眼皮只是你脑子中的一个幻象，并不是真的。如果想要摆脱它，就要放松自己，不要把它当回事，不要让自己紧张起来。如果你的脑子里一直有这种想法，那就任由这种想法存在吧，把它变成你生活中的一个普普通通、微不足道的想法，自然地去接受就可以了。如果你真的这样做了，你一定会惊奇地发现，那种想法很快就会自动消失。因为你已经不把它当回事，所以它对你来说已经无足轻重，自然就会从你的脑中消失。要达到这一步，你需要做到彻底接受。你看，你的问题和前面那位观众提的问题很像，所以两者的治疗方法也是一样的。我给你的建议就是，完全地接受你的那种想法，慢慢地你就会恢复正常了。

观众：当我在解决自己脑中的一些幻想的时候，我发现它们基本上都发生在我看向窗外的时候。这是为什么呢？当我往窗外看时，总是感觉不真实，好像窗外的世界很奇怪。这就是最令我受打击的时刻。

威克斯医生：麻烦你大声再说一遍，因为后面的观众没有听清。请站起来再大声说一遍吧。

观众（站了起来）**：**当我看窗户外面的世界时，我的脑子里就会出现那些不真实的想法，这是最令我受打击的时刻。我再也不敢往窗外看了，后来还给赞恩医生写信说明了我的这一情况。赞恩医生在回信中向我解释说：那只是我的一些想法而已，而且我患恐惧症的时间已经很长了，这些想法可能就是恐惧症的一部分。赞恩医生的话对我很有帮助，之后我再站在窗前往外看的时候，我就告诉自己："我知道这些不真实的感觉都只是恐惧症的一部分而已。我一定可以成功应对的。"最后慢慢地，我真的不再出现那些奇怪的感觉了。

威克斯医生：你看向窗外时会产生不真实的感受，是因为你觉得窗外的世界与你格格不入。待在家里，你会感觉到被保护，有安全感，你不必去面对外面的世界，所以此时你不会产生不真实的感觉。但是，在那个终有一天你不得不去面对的外面的世界，人们都在到处走动，而且他们没有你那种奇怪的想法。这样看来，你觉得外面的世界很不真实，甚至有一点恐怖，也是很正常的。因为你长期没有在窗户外面的世界里生活，所以当你看到孩子们下午放学背着书包回家的场景时，就会感到不真实。这些都是有原因的。我很开心赞恩医生治愈了你。

观众：请问如何把您刚才讲的方法运用到治疗预期性焦虑症上呢？尤其是旅游当中出现的预期性焦虑症。

威克斯医生：预期性焦虑症还是挺难对付的，对吧？如果你患有广场恐惧症而且知道自己将要去旅行，那肯定在心理上会产生恐惧感。可能你也做了不少心理斗争，比如在 4 点的时候你成功地说服了自己不要害怕，可是在 4 点 3 分的时候，你的恐惧感又找上门来。你要做的就是，接受你会感到焦虑不安的事实，直到你真正开始旅行。它是你精神状态的一部分，不是吗？但是也要相信，在你真正开始行动之后，你的焦虑可能就不那么强烈了，因为你已经把精力集中在了正在做的事情上。其实预期性焦虑症的罪魁祸首就是想太多。要明白这一点，明白了之后就不要再去做一些杞人忧天的事情；另外，也要接受自己有可能当下还好好的，过一会儿又变得恐惧不安的这种状态。此时最好是找点事情做，比如清理一下很久之前就想清理但未清理的橱柜。你不觉得这也会是一种帮助吗？

观众：对的，那的确对我很有帮助。还有，我想借此机会向您表示感谢，因为您拯救了我。我在70多岁的时候，在书店偶然发现了您的书，并一口气读完了，直到这时，我才明白恐惧症到底是一种什么样的疾病。当时多亏看了您的书，我才敢去欧洲旅游。我在书上面做了很多标记，每当我感觉糟糕的时候，我一下就能找到书中与我的情况相对应的内容。是您帮我通过自己的努力摆脱了恐惧症的魔爪，您真的是我的恩人！（观众中响起了热烈的掌声。）

威克斯医生：你的康复就是我最大的欣慰！有一位来自英格兰的女患者，最近写信跟我说，她终于能够做到去学校参加儿子的颁奖典礼了。（之前我讲过这个案例，由于这位患者的成功很有鼓舞性，在这里我还是忍不住想再说一遍。）她说，儿子看到她出现在颁奖礼现场，开心得不得了。儿子抬起头，惊讶地看着她说："天哪！妈妈，你看你可以做到的！"她还说，听到儿子这句话，她觉得之前做的一切努力都是值得的。

观众：请问威克斯医生，如果患者已经习惯了你的存在，习惯了你一直的劳作与付出，他们在康复过程中该如何面对他人的谴责？

威克斯医生：你指的就是你的家人，对吗？他们无法接受你现在不能像以前一样做那么多的家务，对吧？你有几个孩子？

观众：我只有1个儿子，今年6岁了，他是我的动力。当我鼓足勇气告诉他我患上了恐惧症时，他说："没关系的，妈妈。"他接受了我，并帮助我练习您的方法。（观众席飘出了笑声。）但是，我的丈夫接受不了我这样。

威克斯医生：你有我的录音带吗？可以给他听听。

观众：我也不知道他愿不愿意听。

威克斯医生：以前我在治疗患者的时候，会在给患者打电话的时候说："下次我给你打电话的时候，麻烦让你丈夫接一下电话，我想跟他谈谈。"一般情况下，丈夫都会接我的电话。我会告诉他："现在，你要知道，你是家里唯一一个有头脑，拿得住事情的人。我需要你的协助，来帮助你妻子恢复健康。""你是家里唯一一个有头脑的人"这句话作用真的很大。我还会对患者丈夫说："你看，你懂这个，你懂那个……"听了我的这些话，就算他不理解，也会尝试着去理解的。这样我就获得了一个得力的助手。还记得我曾去看望一个患者，当我从她家里出来，准备离开的时候，她的丈夫在家门口的草坪旁拉着我说：“威克斯医生，她和我们刚结婚的时候完全不一样了。她总是给我吃土豆泥！为什么就不能做薯片呢？”但是，到最后我还是说服了他，而且他为妻子的康复贡献了很多力量。这就是我应对患者家人的方法，一定要把他们拉到我的阵营里来，让他们能够为患者的康复做出自己的贡献。还有一点就是，要充分了解你的医生。我记得以前有一位医生，告诉患者丈夫说他的妻子有点神经质，让他不要纵容妻子，其实就是让他不要去理睬患病的妻子。你看，绝对不可以找这样的医生，明白了吗？

观众：请问威克斯医生，作为恐惧症患者的配偶或者其他家人，应该如何做才是对患者的真正支持？

威克斯医生：首先，患者配偶要对患者的病情有所了解，大概了解就行，因为配偶知道太多对患者而言也是一种负担，患者不希望家人跟她（他）一起遭受折磨。和神经症患者在一起生活实属不易，因为患者配偶有可能会像患者一样，神经也十分紧张。神经症患者一定要记住这一点，并且不要对配偶期待太高。作为患者配偶，在帮助患者恢复健康的同时，不要看见患者稍有好转就心情灿烂，也不要看见患者稍有任何不适就沮丧万分；要明白神经症有时候就是如此不稳定，不要让自己因为患者的状态而变得一惊一乍的。但可悲的是，现实情况中大部分患者配偶都对患者视而不见，甚至躲避康复过程。我知道有位患者丈夫就对他妻子说："不要再在吃饭的时候看威克斯医生的书了，快点扔掉那个讨厌的东西！"或者："不要再在我跟前提威克斯医生了！"我之前也说过，和神经症患者一起生活是很不容易的，因为患者需要很长时间才能恢复健康。（威克斯医生犹豫了一下，望向观众席，似乎在寻找什么。）……我都忘了刚才那位观众提的是什么问题了，你看我糊涂成什么样了！（观众哄堂大笑。）

刚才提问的那位观众（笑着）：我刚才想问您的是，作为患者配偶，应该怎样做才会对患者的康复有帮助？

威克斯医生（也笑着）：你指的是，配偶想要帮助患者康复的时候?

观众: 对的。

威克斯医生: 首先,配偶应该对患者所处的情况有一个清晰的了解,要知道患者正在用什么方法进行治疗,并对患者正在实施的康复计划表示赞同和支持。理解和支持,我觉得这就是配偶能为患者做的事情。如果能做到这2点,就很不错了。事实是,很多患者的家属并没有做到这2点。我之前也说过,神经症患者是很孤独的,因为他们很少会得到家人的理解和支持。如果你想知道得更具体一点,我会向你解释患者的具体病情——患者的想法,不管多么温和,都会导致患者做出极为夸张的反应,这也是患者容易心情低落、易变的原因,同时也是患者越绝望,痛苦就会变得越强烈的原因。这时候,我会告诉患者配偶,她(他)的表现很重要,因为会对患者产生非常重大的影响。我还会向患者配偶解释这其实是一种类似于电回路的现象,会使患者做出夸张的反应。如果这样解释的话,很多患者配偶很快就会理解。我也会强调,在我看来,患者面对疾病是十分勇敢的,他们的痛苦不是神经质的。我会告诉患者配偶，和患者一起生活要像身边有通电的电线一样，格外注意。有时候，对那些根本不在乎患者的状态的人，我会把情况描述得更加可怕一些，因为这样就能引起他们的高度重视。在这儿我也必须说明一点，确实不乏很多负责任的丈夫，会在自己妻子患病期间给予耐心的照顾与理解。我来简单总结一下对你提问的回答吧，那就是：患者家属必须尝试理解患者的处境，给予患者支持与安抚，并且要对患者保有耐心。

观众：提到要学会接受自己的症状，我发现我做不到让自己的心跳变得更快。

威克斯医生：天哪，我从来没有鼓励患者加速自己的心跳！

观众：我的脉搏速度过快，我真的很害怕。

威克斯医生：你看过医生了吗？

观众：看过很多次了。

威克斯医生：医生给你做过全面检查之后，说你的心悸只是“一种神经性错觉”，对吗？

观众：对的。

威克斯医生：你的脉搏速度是多少？

观众：基本是每分钟 120 下，有时候达到每分钟 160 下。

威克斯医生：每分钟 120 下还算正常，不是很快。

观众：我觉得这对我来说就很快了，我没有办法不去注意它。

威克斯医生：我从来没有让你去忽视它，那么快的心跳也很难忽视。忽视和接受是 2 个不同的概念，接受指的是明知自己的心跳速度很快，但是并不会因此感到沮丧，因为深知这个程度的心跳根本不会对自己造成多大的伤害。你越是害怕自己的心跳速度过快，其速度就会更快，这个道理你应该懂得。因为在你害怕的同时，肾上腺就会分泌更多的激素，让你产生恐惧心理。

你看，心脏的跳动速度是由神经系统里 2 种特殊的神经决定的，它们分别是交感神经和副交感神经。记住，是交感神经刺激肾上腺分泌激素，这是使你心跳加快的原因。副交感神经则会让心跳缓下来，它和交感神经相互制衡，可以让心跳维持在一个正常的范围内。如果你感觉自己的心跳速度很快，而且被自己的这种状况吓到了，交感神经就会使肾上腺分泌更多激素，从而使心脏跳得更快。你真正需要做的就是，不要害怕自己的心跳速度过快，而且我向你保证，只要你不害怕，心跳速度自然就会降下来。现在有一种药物，它能够在 20 分钟内把你的心跳速度降下来。你服用过这种药吗？

观众： 没有。我来这儿听讲座的原因就是我还患有吃药恐惧症。（现场一阵笑声。）

威克斯医生： 哦，这样的话最好还是先不要吃药了。如果你服用了这种药物，最后你还要克服对它的依赖。这也是一个很麻烦的问题。

观众： 还有，威克斯医生，有时候我的心跳速度又特别慢，这令我很害怕。

威克斯医生： 哦，那就是副交感神经占据了主导地位，也就是迷走神经起作用了。

观众： 我觉得心跳过慢和心跳过快一样吓人，有时候我都担心自己的心脏会突然停止跳动。

威克斯医生： 你根本不用担心。经过几百万年的进化，人类的心脏已经非常强大了，所以你的心脏是不可能被你吓得停止跳动的，这样是违反自然规律的。至少，在你一生当中，大自然是不会让你的心脏停止跳动的。即使到了80岁，你的心脏仍然可以正常运转，不信你看看我，我现在已经83岁了，这不还好好的吗？我在年轻的时候也经历过心悸，以及其他的一些症状。心悸其实没什么，都是自己紧张的神经在作怪。记住，即使你的心脏每分钟跳120下，你照样可以打网球；事实上，在你打网球的时候，你的心跳速度反而会降下来。

观众：好的，威克斯医生，我明白了。

观众：请问威克斯医生，您说应该如何对待仪式化和强迫性的行为呢？

威克斯医生：这个话题要讲的实在是太多了，我都可以围绕它写一本书了。总体来讲，对待仪式化和强迫性行为有2种方法。你也知道，强迫性行为出现的原因就是神经过于紧张。而且，由于神经紧张如此强烈，不管是不是仪式性动作，它都会通过某种身体形式表现出来的。所以，这 2 种应对方法就是：或者以一种特殊的方式去遵行那些仪式性的动作；或者全力以赴地去面对它，抵制它的出现。

这个特殊的方式是什么呢？其实就是自愿地去遵行那些仪式性的动作。“自愿”是一个很奇妙的词语，它意味着你在做出那些仪式性动作的时候不责骂自己，不去想着：“这样做真是愚蠢至极，简直是失去理智了。可是，我觉得自己永远也改不了这个坏习惯！”但是，如果你真的自愿地去遵行那种仪式性动作，那么神经就会在不知不觉中放松下来，这种习惯也慢慢地就会改掉了。之前我在 BBC 做访谈的时候（本书第二章也有讲解），有一位名叫安妮的患者，用她自己的话说就是“患了书中提到的所有类型的强迫症”。最后，她看病的那家医院里面的医生都没办法了，建议她做脑白质切除手术。但是她不同意做这个手术，因为之前她见过一位做这个手术的病人，手术效果并不理想。也就是在这个时候，她找到了我。我们是通过电话联系的，很快我就把她的病治好了。我教给了安妮一种快速“领悟”的方法。我举一个例子来说明这个方法。有位母亲，脑子里一直浮现自己会故意伤害孩子的强迫性想法，其实很多患有神经疲劳的母亲都有过这样的经历。对于这样的患者，我会指导她们看清自身的情况——在那一刻，她们对脑海中浮现的强迫性想法的反应是非常夸张、非常强烈的，因为她们第一次有那个想法的时候就已经变得敏感了，以至于现在每一个焦虑的想法都会引起她们夸张的、可怕的反应。那时，她们心里就像有 2 个声音在争吵：一个说她太紧张了，肯定会伤害自己的孩子的；另一个说她是永远不会做出伤害孩子的事情的。但是第二个声音远比第一个声音微弱，所以显得第一个声音威力巨大，似乎自己真的会做出伤害自己的孩子的事情，这令她自己也十分恐惧。

在她们找我求助的时候，她们也坦白说自己知道那只是因为自己过于紧张而产生的一种幻想而已，自己是绝对不会伤害自己的孩子的。我告诉她们，要想剔除这种幻想，必须每天在幻想出现的时候认真思索一下，认识到它其实只是一种幻想而已。就算每天只花那么几秒钟也可以。我还要求她们，每天都要练习坚定“自己不会伤害孩子”的想法，只说不做是不会有作用的，必须把这种方法真正付诸实践才行。

这就是我之前提到过的“领悟法”。患者必须坚持练习，即使每次练习时间有限，也不能间断。就把它当作是日常生活中的惯例即可，这样她们到最后就会发现，这种害怕自己会伤害孩子的强迫性想法越来越弱，最后变成一种没有任何实际意义的虚幻的想法，甚至她们可能会彻底摆脱强迫症。

为了帮助你们理解第二种应对强迫症的办法，我打算举一个喜欢吃巧克力的人的例子。对于爱吃巧克力的人来说，看一眼巧克力都会让他垂涎三尺，尤其是看起来特别诱人的巧克力。这里把“巧克力”比作患者的症状，因此前面说的第一种方法对于这类患者来说就不合适了，因为越是“思考”，他就会越紧张。比如，当你给爱吃巧克力的人吃 2 块巧克力之后，他就会要更多，甚至会不由自主地去找巧克力吃。这时候，他必须明白那种对于巧克力的欲望本质上是一种神经紧张。如果患者能够看穿这一点，并且尝试着去接受，那么那个欲望就会慢慢消失。确切地说，那个欲望以后可能会再次出现，但是如果他下定决心等待，那么它最终会消失，最后他甚至能亲自把巧克力放起来。而这其实就是对付强迫症的第二种办法，当患者觉得第一种方法不起作用时，可以选择这种方法。

对于医生来说，强迫症可以说是疑难杂症之一，这点毋庸置疑，它至少是我行医生涯中的难题之一。当然，强迫症患者也很痛苦，需要医生提供很多帮助。这段时间我有一位来自伦敦的患者，3个月以来我们每天都会通电话。因为国际电话费用很高，所以我们每次打电话只是短短聊个几分钟。在和这个姑娘的对话中，我能感觉到她对自己的康复很不自信，她说自己总是觉得外界似乎有一股力量在支配着自己，其实那股力量正是神经紧张。关于这一问题，就像我之前说的那样，我几乎可以写出一本书，但是今天晚上我就先说这么多。

观众：请问威克斯医生，如果脑子里面一直会重复出现某种想法，这是否属于强迫症？

威克斯医生：对的，这种情况属于强迫症的一种。咱们之前已经讨论过这个问题了，但似乎大家都比较关心这个问题，我就再次简短地说明一下。

要记住：不要害怕某种想法会反复出现，也不要刻意去甩掉那些想法。相反，要去接受它们，心甘情愿地去经历它们，不要害怕。最后，你会发现自己如果不在意，不那么刻意地去想它们，它们就会很自然地不再引起你的注意，相应地，你内心那种令你恐惧的想法也会渐渐消失。患者在内心应该有这样一个声音告诉自己："不要害怕，不要紧张，那只是一个重复出现的想法而已。"只要不紧张，不逼迫自己快点甩掉那种想法，你自然就会受到其他事情的吸引，从而摆脱那种重复出现的想法。

观众：那么摆脱那种想法一般需要多久呢？它还会卷土重来吗？

威克斯医生：这完全取决于患者自己的态度了。如果是你的话，那就取决于你对自己过去的病症的记忆，和你是如何看待自己的患病经历的。你可能会在康复之后的很多年里，再也没有想起以前的病痛，但是突然某一天，某个场景或某件事情让你想起了以前的病痛以及那种痛苦的感受。此时，如果你能很放松地去看待这种记忆，知道自己当初是如何摆脱它的，并对自己说：“好的，既然之前的病痛卷土重来了，那么我主动接受就好。”只要你放松下来，不那么紧张，你就会发现自己的思维会慢慢地从病痛中移走，病痛的记忆对你来说也就不再会是一种打击。

观众：那么如何才能彻底摆脱疾病，再也不要让它复发呢？

威克斯医生：没有人能向你保证疾病永远不会再找上门来的，因为人们的记忆是无法抹掉的，不是吗？

观众：没错。

威克斯医生：康复之后，你肯定还会记得以前患病时的遭遇，如果不记得，那才叫不正常了。当然，记忆不只会带来过去患病时的一些遭遇，也会激起你那时的感受。千万不要因为这个而害怕，其实它不过就是一段记忆而已，记住，不要刻意去躲避，而要迎上去。就算自己此刻很害怕，那也要很自愿地迎上去，因为害怕是很正常的。再次经历以前那些可怕的日子，人们不可能不害怕。不要对自己要求过高，只要理解自己正在做的事情，确保不要被回忆吓倒就好。

观众：请问您在治疗小朋友的时候，用的也是同样的方法吗？

威克斯医生：在治疗小孩子方面，我的方法会有些不同。例如，之前有一个小女孩患有恐惧症，不敢上楼梯。如果是成人患者，我可能会和她仔细讨论一下，可是对于小孩子，我就换了一种方式。我对她说："如果你不想爬楼梯，那就不要爬了。等你长大之后，自然就不怕爬楼梯了。你看，你从来没有见过哪一个大人不敢上楼梯的，对吗？除非他有风湿病或者其他什么病，走不了路，对吧？等你长大之后，或许就在几个月之后，你自然就不怕爬楼梯了。"你知道吗？就在当天，那个小女孩就克服了对爬楼梯的恐惧！对于小孩子，我经常会"不走寻常路"地去开导，帮助他们揭开恐惧的面具，把让他们感到害怕的"妖魔鬼怪"除掉，这样孩子就不再害怕了。虽然我说得似乎很容易，但是其实治疗小孩子还是挺难的，因为他们都很机灵。我通常会具体问题具体分析，针对不同的小孩子采取不同的治疗办法。

观众：我的一些朋友告诉我，他们为了戒烟或者戒酒，会加入一些组织。加入这些组织之后，虽然他们的烟瘾或酒瘾戒掉了，但却患上了对烟或酒的恐惧症。请问威克斯医生，这是怎么回事？

威克斯医生：我还是没有明白你说的是什么意思。

观众：是这样的，我的一些朋友本来有烟瘾或者酒瘾，但是在进入了戒烟或者戒酒协会之后，莫名其妙地出现了恐惧症，在不抽烟不喝酒之后尤为明显。因此他们变得不敢外出旅游，就算是有人陪同都不敢，像是得了广场恐惧症一般。我的意思是说，我的这些朋友在戒烟或戒酒协会里面都还好好的，可是一旦不再去参加这些协会之后就……

威克斯医生：就出现了恐惧症？

观众：对的，如果再次去参加协会讨论的话，他们就能把注意力从自己身上转移开，所以看起来就很正常。

威克斯医生：你的意思是说，一旦他们离开戒烟和戒酒协会的庇护之后，就会出现恐惧症的症状，是吗？

观众：对的，就是如此。

威克斯医生：你要知道，想要彻底康复，必须依靠患者自身的付出，必须通过患者自身对疾病的理解与接受才行，而不是依赖药物、酒或者是其他人的帮助。神经症患者必须培养出自己内心的那个声音，这样在病情复发的时候，这个声音就可以告诉自己："老兄，别怕。你以前打败过它，不是吗？"这个内心的声音只有通过患者自身的努力才能获得。患者有了这个声音，当病症反复的时候，就能依靠它渡过难关。当然，康复之路不是一帆风顺的，其中肯定布满了荆棘。但是在每一次与困难做斗争的过程中，患者内心的那个声音都会得到一些加强。而这也就是我希望患者慢慢康复的原因。患者通过花时间不断练习，就会把自己磨炼得越来越强大。

观众：众所周知，恐惧症患者经常会产生一些令自己害怕的想法，而且挥之不去；强迫症患者也会产生某些令自己害怕的想法，而且很长时间都不会消失。那么请问威克斯医生，恐惧症患者是否一定也患有强迫症呢？

威克斯医生：恐惧症和强迫症确实会有一些重合的地方。如果你患有恐惧症，你会害怕某些特定的东西；如果你患了强迫症，你不仅仅会害怕某些特定的东西，而且内心会有一股迫使自己一直做某事的力量。比如，一个对窗户很害怕的恐惧症患者就会想尽办法躲避窗户，但是强迫症患者就会强迫自己一次又一次地从那个窗户前经过。我觉得两者最大的差别就在这里：一种是极力躲避，另一种是极力重复。

（赞恩医生对威克斯医生说了几句话。）

威克斯医生：赞恩医生提议，要给现场的男士也留一些提问的机会。

观众：如果是对于某种不常见的动物，比如蛇，感到害怕，那么有没有克服这种恐惧的办法呢？

威克斯医生：肯定有，但是很少有人不害怕蛇。

观众：但是对于大部分人来说蛇也不常见，不是吗？

威克斯医生：有道理，尤其是在纽约市这种大城市中，这种动物不是那么常见。所以，治疗师在帮助患者克服动物恐惧症时，要用温和一点的方式。就用蛇来举个例子吧，刚开始可以让患者来看一看蛇蜕下来的皮，让患者慢慢地习惯。到一定时间后，再尝试着让患者去摸一摸。你懂我的意思吗？

观众：我觉得首先我连看都不敢看，我甚至不知道自己为什么会这么怕蛇，而且从小时候起我就有这种恐惧。

威克斯医生：我能理解你，你很想摆脱这种恐惧，不是吗？这种摆脱恐惧的欲望就是最好的鼓励，它会帮助你克服恐惧。所以你要对自己说："我是一个十分健壮的成年人（你确实也很健壮），所以我什么也不怕。我肯定可以做到睁开眼睛看一看那条蛇的，反正迟早我都得看。"用赞恩医生的话来说，这就像爬梯子，要一阶一阶地往上爬。我可以向你保证，最后你肯定能做到毫不恐惧地看一整条蛇。害怕蛇也是常理，反正我看到草丛中有一条活生生的蛇的话，肯定会吓得不行（大部分人应该都会害怕吧），更不要说那条蛇向我爬来了。但是我觉得这种恐惧是可以慢慢地被克服的，就像对猫咪的恐惧可以被克服一样。刚开始的时候，可以让患者多看一些温顺的小猫咪，并且尝试着去抚摸猫咪，最后他肯定能克服对猫的恐惧。我已经见过很多这样成功的案例了。

观众： 今天早上我刚刚读完您的一本书，写的真的是太好了！您一定见过长期深受恐惧症折磨的患者，请问，对于这样的患者，您是如何让他们理解“等待”的含义的，又是如何说服他们做到“等待”的？我也知道，“焦虑—恐慌—抑郁发作”确实很折磨人。可是您在这个领域真的可以说是建立了丰功伟业，写出了很多优秀作品，帮助众多患者走向了康复。要是您 10 年前，不，20 年前就在这里和我们面对面做演讲，该有多好！除了刚才那个问题，我还有一个问题想请教您。就是在我拜读您的书时，有一个概念令我百思不得其解，那就是您说的“飘然”这个概念。请问在人生最难熬的阶段，如何才能做到“飘然”呢？具体应该怎样操作呢？

威克斯医生： 我举一个例子来说明如何做到“飘然”吧。

例如，有一位广场恐惧症患者，他想去商店买点东西，可是他就是走不出家门，双脚好像在地上生了根。这时候，患者真的是一点也动不了，因为他的应对方法是错误的。他心里往往会想："我一定要去！我一定能走出去的！"大家都知道，一个人在神经紧张的时候，浑身的肌肉也会处于紧张状态，你很难让它动起来。这时候，如果他告诉自己："放松！'飘然'起来，不要紧张，'飘飘然'地'飘'去商店吧……"最终他会发现自己真的能够走到商店去，因为仅仅是令自己"飘然"起来的想法都能够让自己的身体和心理放松下来。你可能记得，我在书中写过当时我让一位女患者帮忙出去买一条鱼回来，她说："我已经好几年没去过商店了！我不敢去那儿！"我对她说："别紧张，让自己'飘然'起来，不要逼着自己去，要记住'飘然'。"最后她成功地买回了一条鱼，说："我还在'飘然'状态中，请问还有什么要我去买回来的吗？"

至于"等待"，这是神经症患者最不愿意做的事情。记得我之前谈到过，要说服神经症患者花时间等待，首先要让他们明白等待的目的和意义，要理解自己正处于神经敏感的状态，所以对自己所有的症状都不要抗拒，要打心底里接受。最后要让患者对自己所采取的每一步行动的目的都很明确，让他们知道这样做到最后肯定是有回报的。只要明白了这一点，他们就能理解在康复的过程中为什么要花费大量时间去等待。世上不可能有一步登天的事情，患者康复就像在爬一根光滑的杆子，向上爬 2 步可能就会向下滑 1 步。你看，这不就需要时间了吗？患者已经遭受了多年的病痛折磨，他们自然希望能够早日康复，而最不愿意做的事情当然是等待了。但没办法，等待是康复的必经之路。所以，最好在一开始就向患者解释清楚等待的意义到底何在，让患者做好心理准备。患者还要具备的一点就是耐心，他们要时常往后看看，心想：“看，又是一天过去了！”而且要做好迎接后面更多天的心理准备，不要像我在之前的一本书里所举例子中的那位男患者一样。他给自己定了个康复规划，就是去火奴鲁鲁度假 2 周，2 周之后自己一定要痊愈，最好是度假回来就可以立刻重回工作岗位。但事实上他并没有痊愈，他也不可能痊愈。因为，要想康复就得有耐心，别无其他选择。你不可能一夜之间就摆脱疾病，虽然我也见过很快就康复的患者，但是大部分患者的康复过程还是挺长的。必须要有疾病随时可能会复发的心理准备，只有这样做，我制订的康复计划才会奏效，才会帮助患者不断巩固已取得的康复成果。就像你失去了自己心爱的人，肯定是需要一段时间心情才会恢复的，神经症也是需要花时间才能最终被治愈的。

有的患者会在某天感觉特别好，可以轻松地去逛街、坐公交车或者做一切想做的事情，可是第二天突然又感觉无比糟糕。这时候，患者应该告诉自己："我还需要再等待一段时间，康复是需要时间的。"其实，神经症的康复本身就是一个很漫长的过程，在这个过程中，患者会不断巩固自己与疾病做斗争的本领，直到十分熟练。你还记得我在之前的一本书中提到过的那位女患者吗？她患有广场恐惧症，已经整整 2 年没有踏出家门一步，最终在她丈夫的帮助与陪伴下远赴悉尼，来找我医治。我向她解释了病症的真相，并且让她独自走楼梯下去买一包软心糖豆，然后再爬楼梯回到我的办公室。第二天，她给我打电话的时候说："我竟然不再出现恐慌感了！

太不可思议了！”她还说，她去了一幢大楼的顶层，上了14层楼，而且没有出现任何恐惧感。你看，现在已经过去很多年了，疾病再也没有侵袭过她。她就是一个痊愈的完美案例。

我也得提醒一下大家，痊愈之后，偶尔还是会出现恐慌感。一个神经极度敏感的人，一阵冷风吹来都会让他感到恐慌，这让他感到困惑不解。尽管不理解，患者也要明白这时他需要耐心地等待，时间可以解决一切问题。在耐心等待的同时，还要坚持练习我所说的那些方法。这个过程中难免会有磕磕绊绊，但是不要把失败看得太重，失败没有什么大不了的，跌倒了再爬起就好了。（威克斯医生转向提问的那位观众。）不知道我说的这些是否对你有帮助？

观众：很有帮助。谢谢您，威克斯医生。

威克斯医生：我从7点30分一直说到了9点30分，我这一把老骨头已经累得不行了。

赞恩医生：谢谢您，威克斯医生！我很开心看到各位对威克斯医生的理论表示如此强烈的赞同。在刚才答疑环节一开始的时候，我就能够感受到现场各位的热情，以及威克斯医生一贯表现出来的活力、激情以及敏捷的反应。最后，再次感谢威克斯医生以及今天到场的各位来宾！

（威克斯医生对现场观众和赞恩医生致以诚挚的谢意。）